正しい医学知識がよくわかる

あなたを病気から守る10のルール

津川友介

集英社文庫

CONTENTS

はじめに　11

RULE 1
睡眠　17

なぜ人間は眠るのか？／睡眠不足はあなたを殺す／
自覚できない生産性低下／1・5時間周期のウソ／
眠るだけで得られる巨大なメリット

RULE 2
食事　29

何を食べ、何を食べるべきではないか／
健康に悪い食べ物①　牛肉・豚肉・ハムなど／
健康に悪い食べ物②　白い炭水化物／
健康に悪い食べ物③　バターなどの飽和脂肪酸／食べる楽しみも重要／
健康に良い食べ物①　魚／健康に良い食べ物②　野菜・果物／
健康に良い食べ物③　茶色い炭水化物／

健康に良い食べ物④と⑤ オリーブオイル・ナッツ類／5つのグループで健康への影響を理解する

COLUMN 1 妊婦の食事 50

RULE 3
運動 59
「1日1万歩」に科学的根拠はない？／1日1時間走ると寿命が7時間延びる／運動量ゼロの人がやるべきこと

RULE 4
ダイエット 69
体重を確実に減らす科学的な方法／痩せた人が食べていたもの／太った人が食べていた野菜や果物／糖質制限ダイエットは死亡率を高める／炭水化物は減らしすぎると不健康になる／糖質制限ダイエットはリバウンドする／茶色い炭水化物・玄米のパワー／運動だけで痩せることは難しい／運動をすると基礎代謝が落ちる／筋トレより有酸素運動

COLUMN 2 メタボ健診 91

RULE 5
お酒、タバコ 99
お酒
お酒は健康に良いのか、悪いのか／
少量ならば脳梗塞や心筋梗塞を減らす？／
がんのリスクは少量のお酒でも上がる／自分の遺伝的リスクで判断する
タバコ
タバコは有害物質のかたまり／日本の受動喫煙対策は遅れている／
受動喫煙で年間1万5000人が亡くなっている／
タバコ業界の期待の星／加熱式タバコの有害性

RULE 6
入浴 123
独特な日本のお風呂／入浴は脳卒中・心筋梗塞のリスクを下げる／
サウナは体調まで「ととのう」／入浴を気をつけるべき人

COLUMN 3 標準治療とは 133

RULE 7

ストレス

139

ストレスは本当に万病のもと？／ストレスで脳卒中・心筋梗塞のリスクが上がる／がんの発症率は上がるのか？／ストレスとその他の病気

RULE 8

アレルギー、花粉症

147

アレルギー

免疫は万能ではない／乳幼児期にピーナッツを食べるとアレルギーになる？／アレルギーを引き起こす真の原因／気をつけるべき「経皮感作」とは？／アトピーになる原因／アレルギーを予防する驚きの方法

花粉症

日本人の４人に１人が花粉症／スギ花粉症が激増した理由／最も効果的な対策／症状をコントロールする対症療法／根治を目指す新しい療法

RULE 9

サプリメント 169

日本のサプリメント市場は１兆円超え／大部分のサプリメントは無意味／サプリメントは時に健康を害する／それでもサプリメントを摂るべき人

COLUMN 4 病院へのかかり方 178

RULE 10

新型コロナ・かぜ・インフルエンザ、ワクチン 187

新型コロナ・かぜ・インフルエンザ

かぜの原因もコロナウイルス？／日本の新型コロナ死亡者数は少なかったが、国民の評価は低かった／それぞれの病気の原因／それぞれの症状／かぜに抗生物質は無意味／接触感染に注意／「３密」回避の重要性

ワクチン
ワクチンは危険？／日本がワクチンに消極的になった理由／インフルエンザワクチンが命を守っていた／ワクチンで救えるはずの女性の命／ワクチンで子宮頸がんを撲滅しつつある国もある／新型コロナワクチンの有効性／接種をしないリスクとは

COLUMN 5 **エビデンスについて** 214

おわりに 221

注釈 225

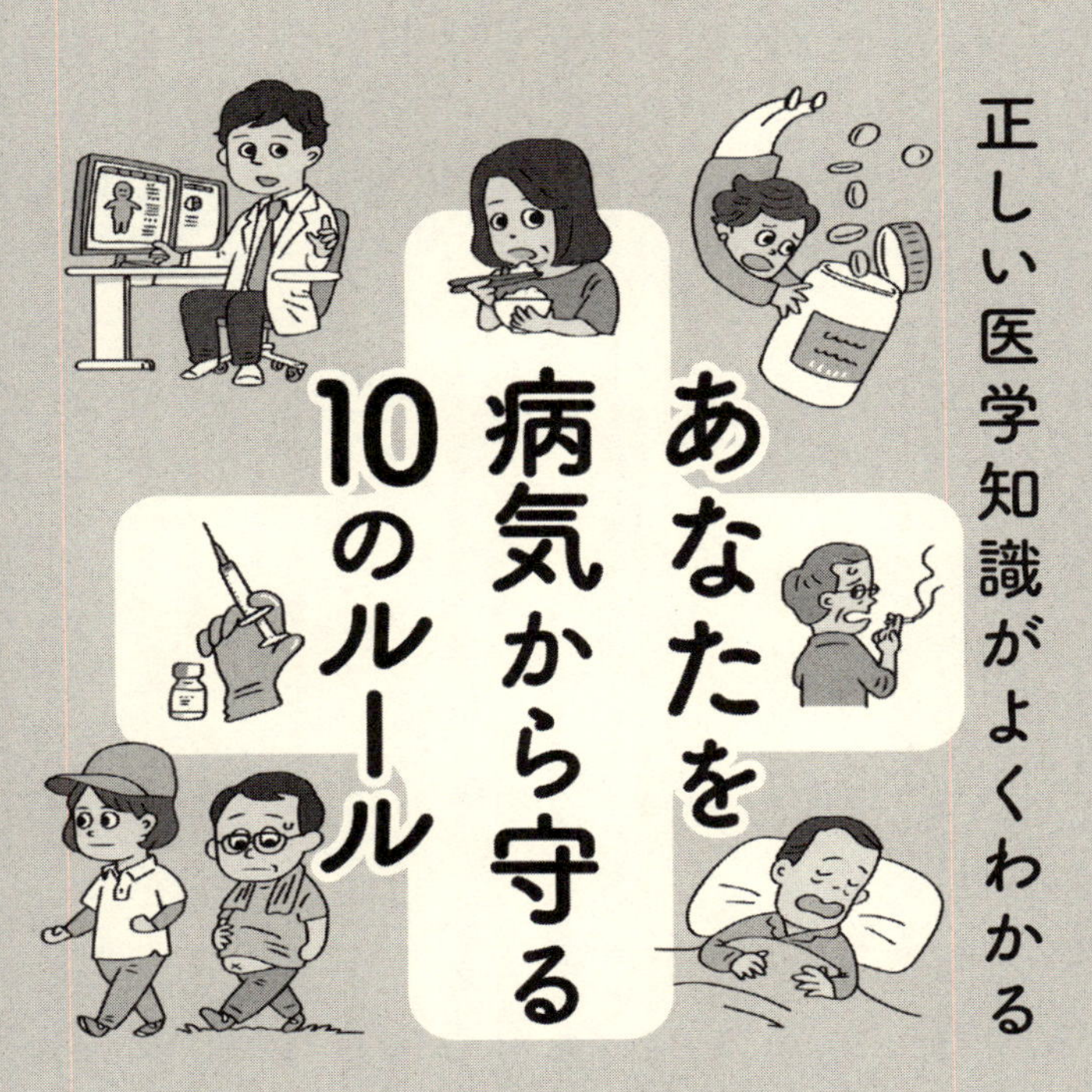

正しい医学知識がよくわかる

あなたを病気から守る10のルール

この本を、最愛の息子である友晴に捧げる。

はじめに

私たちは、元気な時には病気になった時のことがイメージできない。病気になって痛かったり苦しかったりとつらい思いをすれば、健康であることが「当たり前」ではないことに気づくのだが、「のど元過ぎれば熱さを忘れる」とはよく言ったもので、元気になってしばらくするとまた病気になることがあまり想像できなくなってしまう。身体がしんどい時には、これからは心を入れ替えて健康に留意しようと思うのだが、いざ回復すると元通りの生活に戻ってしまう。

私たちは毎日小さな選択を積み重ねている。朝出勤時に駅まで歩いて行こうか、それともバスに乗ろうか。休日にランニングに行こうか、それとも家でネットフリックスで観たかったドラマを観ようか。ランチタイムに野菜たっぷりの食事を出してくれる定食屋に行こうか、それともラーメン屋に行こうか。お酒を飲むべきか飲まないべきか。タバコを吸うべきか吸わないべきか。**１つ１つの選択がその人の健康に決定的な影響を与えることはないものの、それらは一歩ずつ確実にその人を病気に近づけたり、逆に遠ざ**

けたりする。「病気になる確率」や「健康で長生きする確率」が、私たちには見えないところで上がったり下がったりしているのである。

テレビや週刊誌で、細かいことは気にせずに好きなものを食べていたけれども１００歳まで生きていたご老人や、逆にストイックに健康を気にかけていたけれども早死にしてしまった人の話を見聞きしたこともあるだろう。人生には「たられば」はないので、その人たちが違う生き方をしていたらどうなったか正確には分からない。しかし、前述の１００歳まで元気だったご老人は健康的な食事をしていればもっと健康で長生きできていたかもしれないし、早死にしてしまった人は不健康な生活をしていればもっと短命だったかもしれない。

もちろんその人にとって何が最善かは分からないことも多い。それでも「病気になる確率」を上げたり下げたりする方法に関して分かっていることもある。幸いなことに多くの医学研究がこの「病気になる確率」を上げたり下げたりする要因を明らかにしている。

どんなに社会的に成功しても、お金持ちになっても、病気になってしまったら元も子もない。**どんなにお金や自由があっても、それらを利活用して幸福を感じることは難しくなってしまう。**ましてや死んでしまったら、お金も自由も意味がなくなってしまう。つまり、健康は人生の目的ではないものの、幸福になろうとしたら健康を維持する必要がある。

　さらには、**一度がんや脳梗塞になってしまったら、どんなにお金持ちでも今の医学では元通りにすることはできない。一方で、がんや脳梗塞になる確率をゼロにすることはできないものの、日頃の生活習慣を変えることでリスクを下げることはできる。**私は食事、運動、睡眠、飲酒などにおいて私たちが日々行っている「1つ1つの小さな選択」を見直すことで、**自分の人生をコントロールする力を持ってほしいと思っている。**最新の医学知識を理解した上で、幸福と健康を天秤（てんびん）にかけてなお不健康な生活を送るという選択をしているのであれば問題ない。どんな選択をしようともそれはその人の人生だからである。しかし、正しい医学知識を持っていないがために、リスクを過小評価し続けた結果、10年後に病気になってしまい後悔するのであれば残念である。**正しい医学知識を持っていたら、その人の人生は違っていた**ことを意味するからである。

　注意しなくてはいけないのは、あなたが見聞きしている医学知識が本当に信じられるものかという点だ。

　医師、大学教授、栄養士などの専門家が「○○が健康に良い」と言えば信じてしまう人もいるだろう。しかしテレビや新聞、雑誌、ネットで流れるこのような情報にはエビデンスがないものがかなりある。エビデンスは日本語では「科学的根拠」と訳され、医学研究から得られた結果（データ）のことを意味する言葉である。

権威ある人が言ったからといっても、それがエビデンスに基づいたものでなければ信頼できないのである。たとえそれがノーベル賞受賞者の言葉であったとしても、その主張がきちんとした研究結果に基づいたものでなければ、耳を傾ける価値はない。

さらに重要なのは、その**エビデンスにも、確かさのレベルがある**ということである。研究論文があるからといってただちに信頼できるものではない。都合の良いデータだけを取り上げた論文もあるし、研究に営利企業のお金が入っており偏った解釈がされている論文もある。そもそも研究手法がいい加減であったり、研究の対象としている人の数が少なすぎる論文もある。「エビデンスがある」とうたっている健康情報の中にも、こういった不確かな論文を根拠にしたものがかなりあるので注意が必要だ。

本書はエビデンスの確かさに徹底的にこだわった。高度な手法で行われ、さらにそれが第三者である同分野の研究者によって厳しく検証（このようなプロセスを「査読」と呼ぶ）された論文だけを取り上げている。読者の皆さんに健康習慣を変えて頂くのに、誤った情報を伝えるわけにはいかないからである。**この本の大きな特長は「情報の正しさ」にあると自負している。**

さらに専門性の高い分野に関しては、各分野の第一人者にも内容をチェックして頂いた。睡眠の章はスタンフォード大学睡眠医学センターの河合真先生、妊婦の食事のコラムは丸の内の森レディースクリニックの宋美玄先生と滋賀医科大学医学部・産科学婦人科学講座の笠原真木子先生、運動の章は東京大学大学院医学系研究科の鎌田真光先生、お酒、タバコの章のタバコの項は東北大学大学院医学系研究科公衆衛生学専攻 公衆衛生学分野の田淵貴大先生、アレルギー、花粉症の章は東京慈恵会医科大学葛飾医療センター小児科の堀向健太先生、新型コロナ・かぜ・インフルエンザ、ワクチンの章の新型コロナ・かぜ・インフルエンザの項は国立国際医療研究センター・国際感染症センターの石金正裕先生、ワクチンの項はエモリー大学小児感染症科の紙谷聡 先生、MeDiCUの木下喬弘先生、Inaba Clinicの稲葉可奈子先生にフィードバックを頂いた。

この場をお借りして御礼申し上げます。

本書では専門用語や難しい表現を極力使わずに、読者の皆さんにとって必要な結論だけを示すようにした。一方で、より詳しい情報を知りたい人のために、巻末に根拠となる論文のリストを載せた。この本を読んで、今日からでも日々の生活に取り入れてみてほしい。10年後に、きっとこの本に出会ってよかったと思ってもらえると私は信じている。

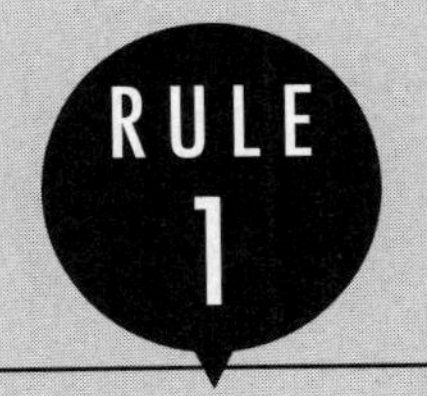

睡眠

なぜ人間は眠るのか？

皆さんはきちんと睡眠をとれているだろうか？　朝ベッドから出るのがつらいと感じていないだろうか？　日中もずっと眠気を感じていて、頭がすっきりしないことはないだろうか？

睡眠が大事であるということに異論がある人はいないだろう。目覚ましをかけずに毎日ゆっくりと眠りたいと思っている人も多いと思われる。しかしながら忙しい現代人である。なかなかそうもいかず、ついつい睡眠不足に陥ってしまっている人も多いのではないだろうか？

そもそもなぜ睡眠が重要なのだろうか？　慢性的な睡眠不足は、健康にどのような悪影響を及ぼすのだろうか？　人間にはどれくらいの睡眠時間が必要なのだろうか？

睡眠に関する研究結果を紹介する前に、用語の整理をしておきたい。一般的に「睡眠不足」というと、睡眠時間が足りていない状況を指す場合が多いが、中には睡眠の質が悪いという意味で用いられている場合もある。後述するが、**睡眠時間が足りていないことによって生じている問題を、睡眠の質を改善させることで解消することはできない**ため、ここでは「睡眠不足＝睡眠時間が足りていない状況」と定義する。**睡眠に関しては、**

質よりも時間の方がはるかに重要であることはぜひ覚えておいてほしい。

そもそもなぜ人間は眠るのだろうか？　興味深いことに、実はその理由はあまりよく分かっていない。人間だけでなく、ほとんどの動物は夜眠る。野生動物は、寝ている間は捕食者に狙われるリスクが高まり、食料を確保する時間を削っていることになる。生存するという観点から考えると、睡眠にはデメリットしかないように思われるのだ。しかしながら、ほとんど全ての動物は眠る。眠ることで脳細胞同士のつながりが整理されたり、必要のない記憶が削除されたりしているのではないかと考えられている。つまり、皆さんが使っているコンピューターを1日1回リスタートしたり、定期的にディスククリーンアップなどのメンテナンスをしているように（していない人がいたらぜひして頂きたい）、**人間も眠ることで脳の「メンテナンス」をしていると考えられている。**さらに言うと、成長期の成長ホルモンの分泌は睡眠中（特に入眠直後の深い睡眠のとき）に限られており、人間は、脳だけでなく、脳と身体の両方のメンテナンスのために眠っていると考えられている。

睡眠不足はあなたを殺す

慢性的な睡眠不足は、健康に様々な悪影響を及ぼすことが知られている。例えば、約

50万人の年齢40〜69歳の成人を7年間追跡した英国の研究[＊1 後注1]では、**睡眠時間が6時間未満の人は、それ以上の人と比べて、心筋梗塞になるリスクが20%も高い**ことが明らかになった。睡眠時間が1時間延びるごとに、心筋梗塞のリスクが約20%低下することも分かった。

また、スペインで約4000人を対象として行われた研究[＊2]では、**睡眠時間が6時間未満の人は動脈硬化が進んでいる**ことが明らかになっている。睡眠時間が短くなると、血液中の炎症性物質が増えると言われており、これが原因だと考えられている。

その他、**睡眠時間が短いことは、不整脈の増加や免疫機能の低下だけでなく、死亡率増加にもつながる**と報告されている[＊3・4・5]。

それだけではない。睡眠不足はダイエットの大敵でもある。読者の皆さんの中にも、夜更かししたときにとてもお腹(なか)が空(す)いたり、ラーメンやスナック菓子のようなカロリーが高いものや炭水化物を食べたくなったりした経験がある人がいるだろう。実は、これに関してもエビデンスがあるのである。

複数の研究[＊6・7]により、**睡眠時間が短い人ほど肥満のリスクが高い**と報告されている。12名の健康で標準体重の男性の被験者を、食事のカロリーや運動量をコントロールされた環境下で、短時間（4時間）睡眠と長時間（10時間）睡眠に無作為に割り付けた実験[＊8]がある。その結果、睡眠不足によって食欲を増すグレリンというホルモンの分泌が促進され、食欲を抑制する効果があるレプチンというホルモンの分泌は逆に減ることが明らかになった。また、睡眠不足は脳の食欲をコントロールする部分の活動を低下させ、それによって特にカロリーが高く、炭水化物の割合の高い食事を欲するようになることも別の研究[＊9]から分かっている。

自覚できない生産性低下

睡眠不足は健康に悪影響をもたらすだけでなく、仕事の生産性も下げる。

48名の被験者を、無作為に異なる睡眠パターンに割り付けて、頭の働きを評価した研究[＊10 後注2]がある。この研究において被験者はそれぞれ、4時間、6時間、8時間睡眠を14日間続ける3つのグループ、そして3日間徹夜という合計4つのグループに割り付けられ、PVT（Psychomotor Vigilance Test：精神動態覚醒水準課題）と呼ばれる覚醒水準や作業能力を評価するテストを受けさせられた。その結果、睡眠時間が短いほどミスが多いということが分かった（次頁の図1A）。

さらに興味深いことに、自覚している眠気の強さとミスの頻度は比例していなかった。図1Bを見てほしい。3日間徹夜の人のグループを除いて、睡眠時間の長短にかかわらず、4～5日すると眠気はそれ以上大幅には強くならなかったのである。さらに、眠気

図1　睡眠時間と作業効率および眠気の関係

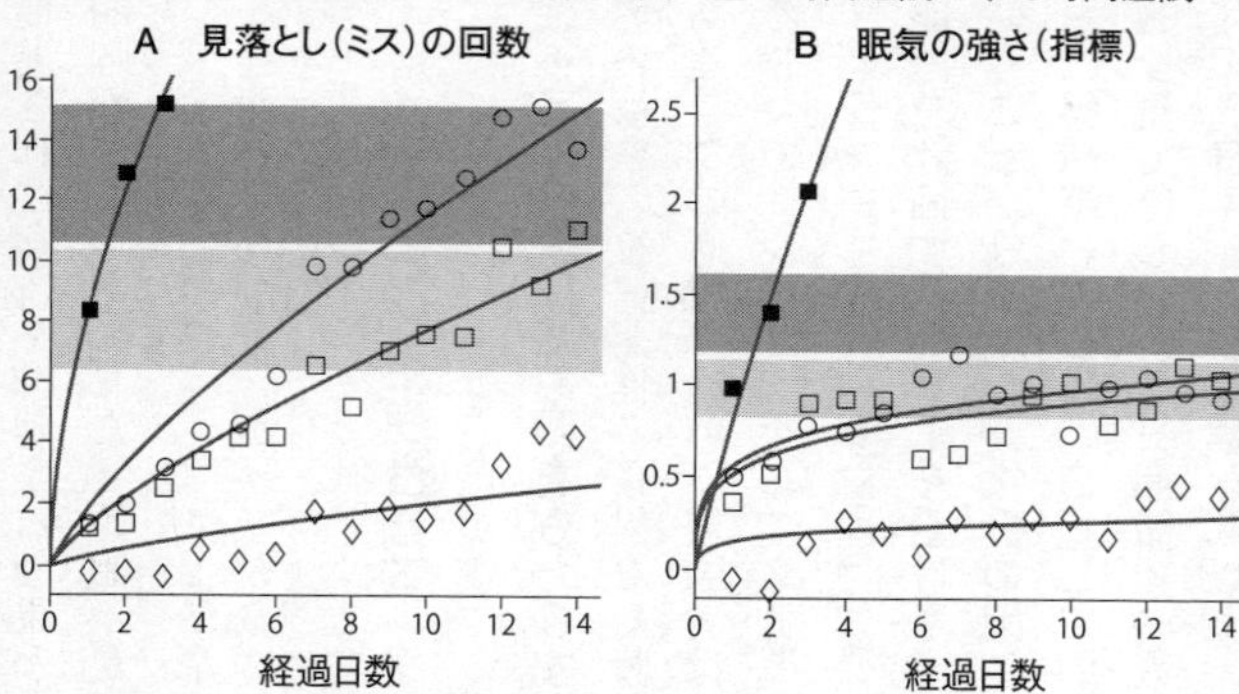

Van Dongen HPA. 2003を参考に筆者作成

の強さに関しては、6時間睡眠でも4時間睡眠でも大差なかった。つまり、**自分が眠気を自覚しているかどうかは関係なく、睡眠不足は気づかぬうちに私たちの生産性を落としているのである。**

睡眠不足による経済的損失も大きい。アメリカを代表するシンクタンクであるランド研究所が二〇一六年に出版したレポートによると、睡眠不足による生産性の低下によって、日本では毎年60万日分の労働日数が失われており、これによる**経済的損失は実に約15兆円（GDPの3％）**に上ると試算されている。[*11]

1・5時間周期のウソ

それではどれくらい睡眠時間を確保でき

れば十分なのだろうか？　日本では1・5時間周期で眠ると良いと言われており、そのため「6時間」がきりのよい数字と思っている人が多い。つまり、睡眠時間を6時間確保できるとよく眠れたと考え、それ未満だと少し眠り足りないと考えている人が多いようである。しかしこの**「睡眠時間6時間神話」は実は間違い**なのである。ちなみに私の周りのアメリカ人でこの1・5時間周期の話をする人はいないので、これは日本独自の「神話」であるようだ。

睡眠時間は1・5時間の周期が良いという考え方は、レム睡眠（脳が活発に動いている睡眠のこと。眼球がピクピクと活発に動いているためREM〈Rapid Eye Movement〉睡眠と呼ばれる）とノンレム睡眠（眼球が活発に動いていない、脳が休息している深い睡眠のこと）が90分周期で訪れるため、そのタイミングで起きると目覚めが良いという理屈からきているようである。しかしながら、これはあくまで平均値が90分というだけであり、実際には**レム睡眠とノンレム睡眠の周期にはかなり個人差がある**ということが知られている。さらに言うと、複数の研究の結果から、**6時間では睡眠時間が足りない**ことが明らかになっている。

アメリカの国立睡眠財団（National Sleep Foundation）によると、18～64歳の人では7～9時間、65歳以上の人では7～8時間の睡眠時間が必要であるとされている。これは、それ未満の睡眠時間では、健康に様々な悪影響があるというエビデンスを基にして

図2　年齢ごとの推奨される睡眠時間

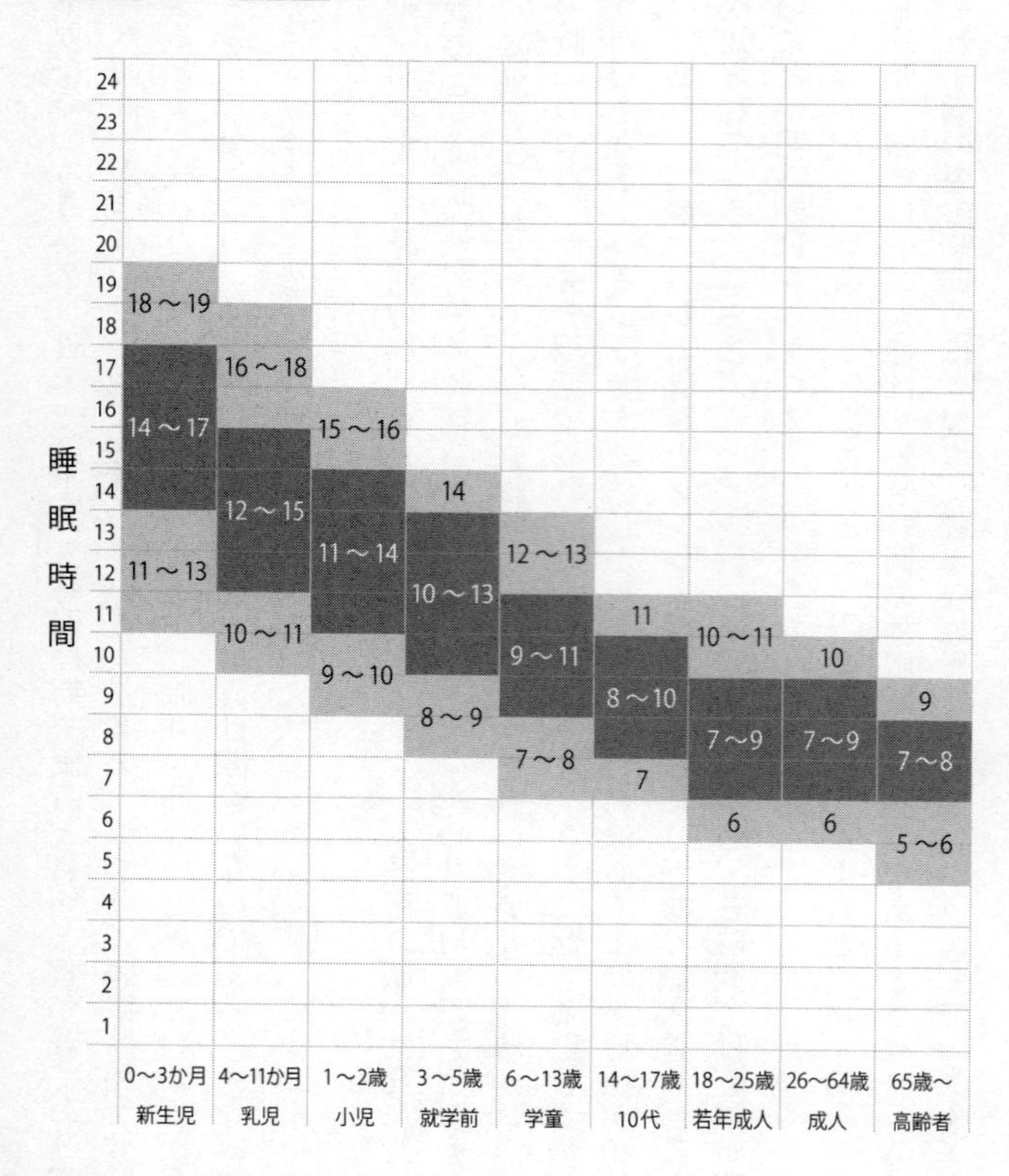

出典：National Sleep Foundation［＊12］
注：米国睡眠医学会（American Academy of Sleep Medicine〈AASM〉）の推奨内容はこれと同一ではないものの、かなり近いものとなっている。

図3　各国の睡眠時間と所得水準（人口1人あたりのGDP）との関係

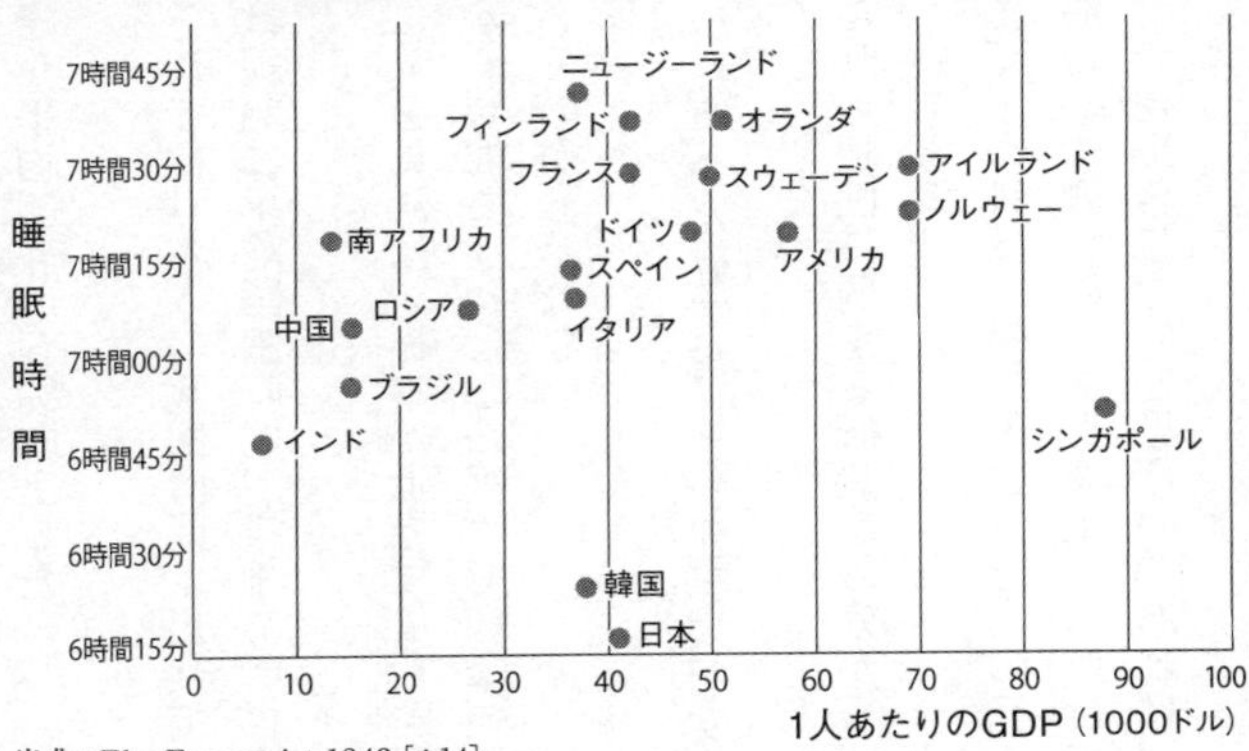

出典：The Economist 1843［＊14］

いる。つまり、**健康を維持するためには少なくとも7時間の睡眠時間が必要だ**ということである。

前頁の図2からも分かるように、10代やそれ以下の子どもでは7時間睡眠でもまだ睡眠時間が足りていない状態である。6～13歳であれば9～11時間、14～17歳であれば8～10時間の睡眠時間が必要とされている。若者がいつも眠そうにしているのは決して怠惰なわけではなく、生物学的に大人よりも長時間の睡眠時間を必要としているからなのである。このエビデンスを考慮して、学校の始業時間を遅らせようという動きが色々なところで始まっている。実際にアメリカのワシントン州シアトルで行われた研究［＊13］では、**高校の始業時間を約1時間遅らせることで、生徒の睡眠時間が34分増え、**

成績が平均で4・5％向上した。

それでは日本人の睡眠時間は足りているのだろうか？　前頁の図3を見てほしい。これは縦軸に平均睡眠時間、横軸に所得水準（人口1人あたりのGDP）を示した図である。

これを見れば、日本が世界で最も睡眠時間が短い国の1つであることが分かる。日本人が6時間ちょっとしか眠っていないのには、前述の「睡眠時間6時間神話」が関係しているのかもしれない。

眠るだけで得られる巨大なメリット

これら睡眠に関する研究から分かっていることは、以下の3つのポイントにまとめることができる。

まず1つ目は、**睡眠不足は万病の元**であるということである。慢性的な睡眠不足は、心筋梗塞や死亡のリスクを上げるだけでなく、肥満も促進することが報告されている。健康で長生きしたいと思うのであれば、十分な睡眠時間を確保することは必要不可欠である。

2つ目は、**睡眠不足は脳のパフォーマンスに悪影響をもたらす**ということである。つまり、仕事の生産性を上げたいのならば、十分な睡眠をとる必要があるということだ。例えば1時間早く帰宅して、1時間早くベッドに入ったとしても、その分勤務時間中のパフォーマンスが上がれば、最終的な仕事のアウトプットは上がっている可能性がある。ビジネスパーソンであれば、睡眠時間を確保することはもはや仕事の一部であると言っても過言ではないだろう。

3つ目は、私たちが健康を維持して、仕事でパフォーマンスを発揮するためには**7時間以上の睡眠時間が必要**ということである。巷(ちまた)で信じられている「睡眠時間6時間神話」は間違いで、6時間睡眠ではまだまだ睡眠不足の状態なのである。睡眠は量と質の両方が重要であるが、睡眠の質で量を補うことはできないとされている。**睡眠の質を考えるのは、まず7時間の睡眠時間を確保してからの話である**。レム睡眠とノンレム睡眠の周期は個人差が大きく、1・5時間周期の睡眠時間としても、必ずしもすっきりと起きられるわけではない。十分な睡眠時間を確保すれば、明け方にかけてレム睡眠は増え、ノンレム睡眠は減るので、自然とレム睡眠からすっきりと目覚める確率は高くなる。つまり、**目覚めのすっきりしない感じは、タイミングの問題ではなく、シンプルに睡眠時間を延ばすことで解決する問題**なのだ。

少子高齢化により日本は今後ますます生産年齢人口が少なくなっていくため、仕事の生産性を高める必要があるということが色々なところで叫ばれている。そのためには、従業員の労働時間を長くすることよりも、毎日早めの時間に帰宅してもらい、少なくとも7時間の睡眠時間を確保してもらう方が良いだろう。この方法は、生産性を高めることができるだけでなく、仕事に対する満足度も高め、感情を安定させ過労による抑うつなどの精神的問題のリスクを下げ、長生きもしてもらえる（「健康経営」につながる）、まさに「四方よし」の働き方改革なのである。

RULES

睡眠不足は病気や肥満のリスクを上げる

睡眠不足は脳のパフォーマンスに悪影響を与える

睡眠は質よりも時間。7時間以上眠る必要がある

RULE
2

食事

何を食べ、何を食べるべきではないか

人間の健康にとって、日々何を食べるかは非常に重要である。

どのような食事をすればがんや脳卒中（脳梗塞や脳出血など、脳の血管に障害が起こる病気をまとめて脳卒中と呼ぶ）などになる確率を下げ、長生きすることができるか。それに関しては数多くの研究結果が存在している。

この、確かなエビデンスに基づいた健康になれる食事を理解しておけば、巷に溢（あふ）れる「最新の研究結果によると……」という枕詞（まくらことば）ではじまる玉石混交した情報に惑わされることもなくなるだろう。なぜなら、この分野における研究の数は多く、エビデンスの層が厚いため、**1つ2つそれに反するような「最新の研究」が出てきたとしても、結論が覆ることは考えにくい**からだ。

それでは私たちは何を食べ、何を食べるべきではないのだろうか。ずばり、数多くの信頼できる研究によって**健康に悪いと考えられている食品は、①赤い肉（牛肉や豚肉のこと。鶏肉は含まない）と加工肉（ハムやソーセージなど）、②白い炭水化物、③バターなどの飽和脂肪酸の3つ**である。

逆に**健康に良い（＝脳卒中、心筋梗塞、がんなどのリスクを下げる）と考えられてい**

る食品は、①魚、②野菜と果物（フルーツジュース、じゃがいもは含まない）、③茶色い炭水化物、④オリーブオイル、⑤ナッツ類の5つである。
順に説明していきたい。

健康に悪い食べ物①　牛肉・豚肉・ハムなど

二〇一五年十月、世界保健機関（WHO）の専門組織、国際がん研究機関（IARC）が、**「加工肉には発がん性があり、赤い肉にはおそらく発がん性がある」**と発表した。[*1]「加工肉」とは具体的にはハム、ソーセージ、ベーコンなどのことである。また「赤い肉」とは、牛肉や豚肉のように見た目が赤い4本足の動物の肉のことであり、一般的に脂が少ないという意味合いで使われる「赤身の肉」とは意味が異なる。赤い肉にはいわゆる「霜降り肉」も含まれるのである。ちなみに鶏肉は「白い肉」と表現され、赤い肉には含まれない。

詳細に説明すると、IARCは加工肉をグループ1（人に対して発がん性がある）、赤い肉をグループ2A（おそらく発がん性がある）に分類した。グループ1は発がん性のエビデンスが最も強いグループであり、このグループに分類されるものには他にタバコやアスベストなどがある。また、グループ2Aに分類されるものには臭化ビニル、ア

図1　IARCによる発がんリスク

グループ	評価	物質
グループ1	発がん性がある	タバコ、アスベスト、煤煙、加工肉、紫外線、ベンゼンなど121の物質
グループ2A	おそらく発がん性がある	臭化ビニル、アクリルアミド、アクロレイン、赤い肉など90の物質
グループ2B	発がん性のおそれがある	アセトアルデヒド、クロロホルム、ガソリンエンジンの排気ガスなど323の物質
グループ3	発がん性の有無を評価できない※	石炭粉塵、ポリエチレン、サッカリン、コーヒーなど498の物質

※発がん性を評価するのに十分なエビデンスがない。
出典：IARC Monographs, volumes 1-130
［https://monographs.iarc.who.int/agents-classified-by-the-iarc/］

クリルアミドなどがある（上の図1）。

加工肉は、1日あたりの摂取量が50g（ソーセージ1本、ベーコンスライス2枚）増えるごとに、**大腸がんのリスクが18%増加**する。

また、赤い肉は、1日100g摂取するごとに**大腸がんのリスクが17%増加**する。大腸がんは日本人に急増しているがんで、がんにかかる人数（罹患数）では男性で胃がん、肺がんに次いで3位、女性では乳がんに次いで2位となっている（二〇一五年時点。次頁の図2）。

日本人を対象にした国立がん研究センターの研究もある。[*2] 岩手から沖縄まで広い地域に住む45～74歳の約8万人を8～11年間追跡したものである。結果、**赤い肉や加工肉の摂取量が多くなるほど、大腸がんのリ**

図2　部位別がん罹患数の推移

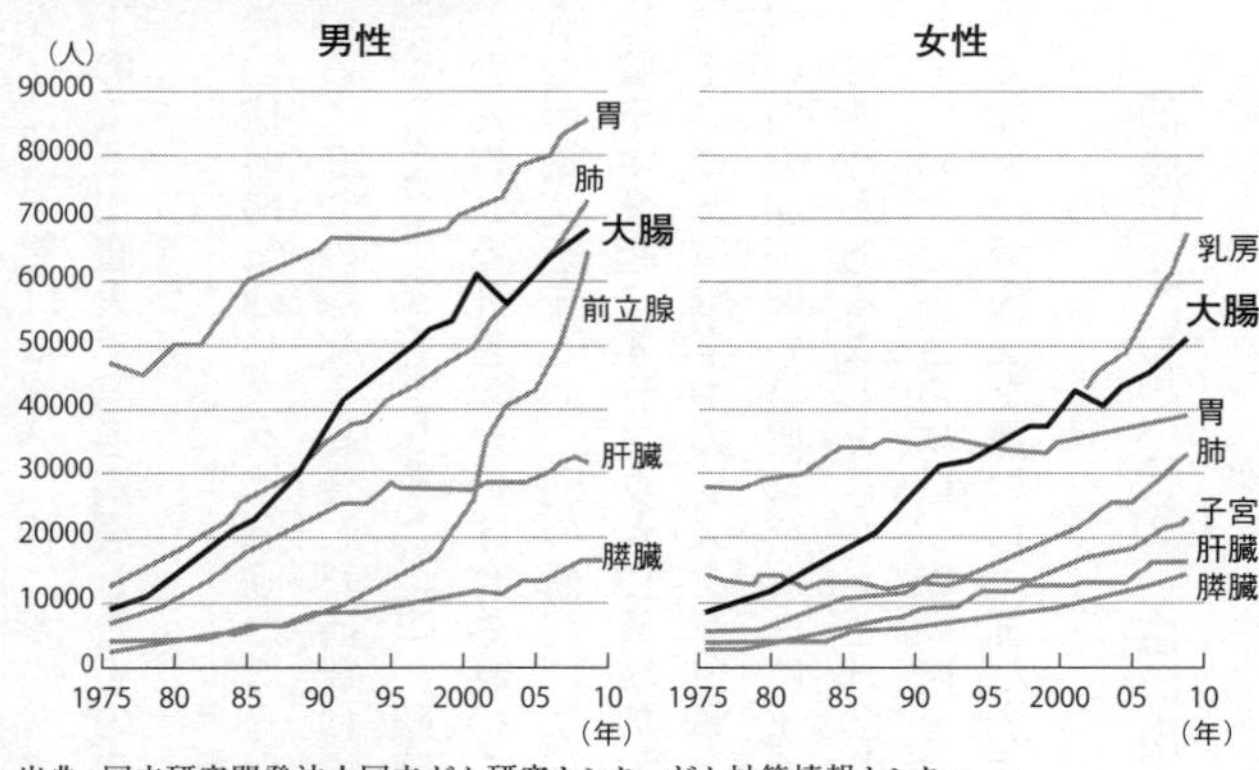

出典：国立研究開発法人国立がん研究センターがん対策情報センター

スクが高くなる傾向が認められた。加工肉に関しては、摂取量の多い人と少ない人の間で統計的に有意[後注1]な大腸がんリスクの違いは得られなかったものの、全体的な傾向としては摂取量が多い人ほど大腸がんのリスクが高いという結果であった。

赤い肉や加工肉を食べることで大腸がんのリスクが上がる理由として、①ヘム（赤い肉に含まれる赤い色素）、②硝酸塩・亜硝酸塩（加工肉の鮮度維持や防腐目的で使用される）、③ヘテロサイクリックアミン（複素環式アミン）・多環式アミン（肉を高温調理する際に生成される）の3つが関与していると考えられる。硝酸塩・亜硝酸塩は加工肉のみに含まれるため、**加工肉の方が赤い肉よりも健康への悪影響が大きいと**考えられている。ヘテロサイクリックアミンなどは肉が焦げた部分に特に多く含まれる。よって同じ赤い肉でも、**焼肉やバーベキューのように直火で高温調理したものの方ががんのリスクをより高めるとされている。**

その他の病気のリスクはどうだろうか。世界に目を向けると数多くの研究が実施されている。9つの論文を統合した研究[＊3]によると、加工肉の摂取量が多い人ほど、**全死亡率（原因にかかわらず死亡する確率）、脳卒中や心筋梗塞など動脈硬化による病気での死亡率、がんによる死亡率がいずれも高いことが明らかになっている。**[後注2]

5つの論文をまとめた別の研究[＊4]によると、加工肉の摂取量が1日あたり50g増えるごとに**脳卒中を起こすリスクが13％増加**し、赤い肉の摂取量が1日あたり100〜120g増えるごとに**脳卒中のリスクが11％上がる**ことが示唆されている。

赤い肉や加工肉の摂取量をゼロにするべきであると言うつもりはないものの、健康に悪い可能性があることをきちんと理解した上で、嗜むくらいの控えめの量を楽しむことをおすすめする。さらには、赤い肉を食べるにしても高温調理（焼肉やバーベキューなど）ではない調理法を選択し、また焦げた部分は避けた方がよいだろう。

健康に悪い食べ物②　白い炭水化物

「白い炭水化物」とは、白米、うどん、パスタ、小麦粉を使った白いパンなどの「精製された炭水化物」のことを意味する。精製とは、食べにくい部分や食味の悪い部分を取り除くことで、米ならばぬかや胚芽などを取り除く精米のことを指す。

また、健康に良い食べ物の項目で詳述する「茶色い炭水化物」とは、玄米、蕎麦（そば）、全粒粉を使った茶色いパンなど、「精製されていない炭水化物」のことを指す。

白い炭水化物は砂糖ほど甘くはないが、身体の中で糖に分解・吸収されるので、**白い炭水化物と糖は本質的には同じものだ**。科学的には「白い炭水化物≒糖」である。つまり白いご飯も甘いお菓子も、身体にとっては似たようなものなのである。

白米に代表される「白い炭水化物」は、**血糖値を上げ、糖尿病や、脳卒中や心筋梗塞などの動脈硬化による病気が起こるリスクを高める可能性がある**ことが多くの研究で報告されている（今から紹介する研究では、白米や玄米の摂取量をグラムで表現しているが、ご飯は茶碗（ちゃわん）に軽く盛ると1杯で約160gで、大盛りにすると約200gとなる）。

まずは糖尿病である。白米の摂取量が多ければ多いほど糖尿病のリスクは上がることが分かっている。

二〇一二年、世界的にも権威のある英国の医学雑誌『BMJ』に、白米と糖尿病の関係に関する4つの研究の結果をまとめた論文[＊5]が発表された。それによると、**白米の摂取量が1杯増えるごとに糖尿病になるリスクが11%増える**とされた。

図3　日本人における白米摂取量と5年以内に糖尿病になるリスクとの関係

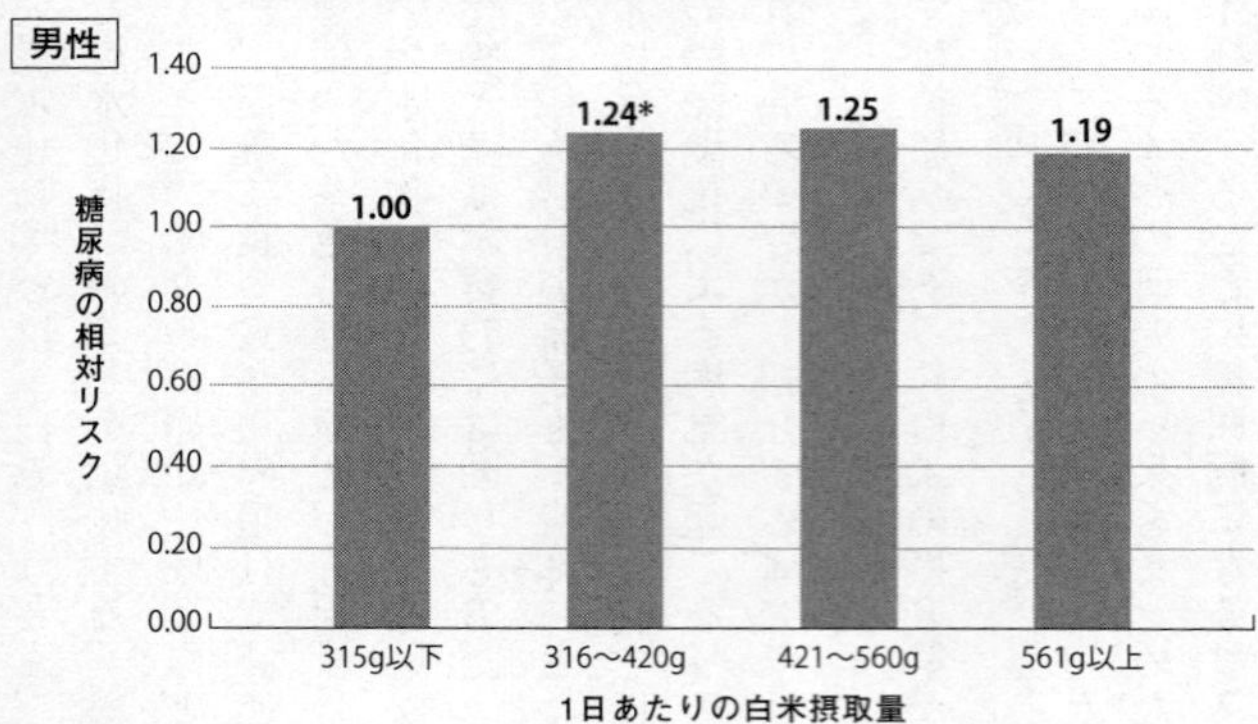

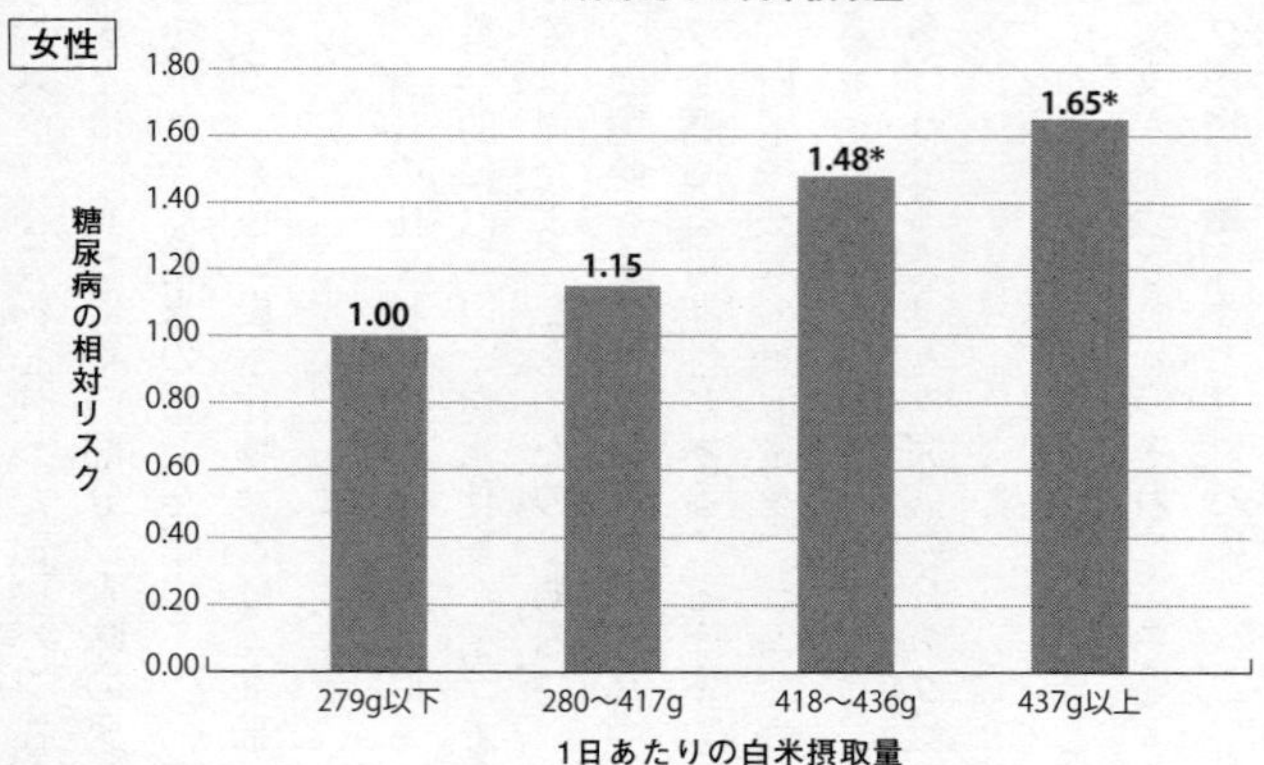

注：白米の摂取量が最も少ないグループと比べて、糖尿病のリスクが統計的に有意に高いグループには、相対リスクの横に＊を付けている。相対リスクが1.24ということは、糖尿病になるリスクが24%高いことを意味する。糖尿病のリスクは年齢、総カロリー摂取量、運動量、その他の食事、BMI等で補正されている。

Nanri A. 2010を一部改変

日本でのエビデンスも見てみよう。前述の論文でもデータの中の1つとして用いられているが、国立国際医療研究センターの南里明子（なんりあきこ）氏（現在の所属は福岡女子大学）らが行った日本人のデータを用いた研究[＊6]によると、日本人においても白米の摂取量が多ければ多いほど糖尿病になる可能性が高くなることが明らかになった（前頁の図3）。

論文では、男性では白米を食べる量が1日2杯以下のグループと比べて、1日2～3杯食べるグループでは**5年以内に糖尿病になるリスクが24％高い**ことが明らかになった。その一方で、ご飯を1日2～3杯食べる人と、3杯以上食べる人たちで糖尿病のリスクは変わらなかった。1日2杯が糖尿病のリスクが上がりはじめる境界だと考えられる。

女性ではもっとシンプルで、白米を食べる量が多ければ多いほど糖尿病のリスクが高くなる。白米を1日1杯しか食べないグループに比べて（最も少ないグループの白米摂取量が男女で違うので注意が必要）、**1日2杯食べるグループでは15％、3杯食べるグループでは48％、4杯以上食べるグループでは65％も糖尿病になるリスクが高くなる**ことが分かった。

ただこうした解釈は、白米の摂取量の推定が正確であることを前提としたものだ。白米の摂取量は自己申告であるため、記憶違いや罪悪感からの過少申告がある可能性がある。さらには、1日1時間以上の筋肉労働や激しいスポーツをする人には、統計的に有意な関係が見られなかった。これらのことを踏まえると、白米を食べる量が多い人ほど、糖尿病になってしまう確率が高くなる傾向が確認できた、というざっくりとした理解に留めるのが無難だろう。

個人的には、白米を食べる量は控えめにするのが良いと考える。糖尿病の家族歴があると糖尿病になる確率はさらに高まるので、リスクを下げるためにもできるだけ白米などの白い炭水化物は減らした方が良いだろう。どうしても白米を食べたい人は、毎日1時間以上の激しい運動をすることで、糖尿病のリスクを上昇させずに済むだろう。

ちなみに、二〇一六年に『ＢＭＪ』に報告された複数の論文を統合した研究[＊7]によると、白米の食べすぎは糖尿病のリスクを上げるものの、がんのリスクを上げることはなかった。

健康に悪い食べ物③　バターなどの飽和脂肪酸

油にも健康に良い油と、健康に悪い油がある。一般的に、常温で固形で、乳製品や肉などの動物性の脂肪のことを飽和脂肪酸という。一方で、常温で液体で、植物に由来する油のことを不飽和脂肪酸という。健康に良い油の代表格が不飽和脂肪酸のオリーブオイルであるのに対して、健康に悪い油の代表はバターなどの飽和脂肪酸である。**バターの摂取量が多い人ほど、わずかであるものの死亡率が高い**ということが複数の研究をまとめた研究[*8]で報告されており、バターは健康に悪い食品であると考えられている。たまに楽しみとして嗜むくらいであれば問題ないと考えられるものの、日常的に使う油に関してはオリーブオイルなど植物性の油にすることをおすすめする。

食べる楽しみも重要

ここまで読んできて、「牛肉や豚肉、白いご飯やうどんが好きなのに食べてはいけないのだろうか……」と思った読者もいるかもしれない。焼肉を白いご飯と一緒に食べるのが好きという方も多いだろう。

私はそれらを「健康に良くない」と説明しているのであり、「食べてはいけない」と言っているわけではない。**その食事によって得られるメリットとデメリットを理解した上で、何を食べるか選択してほしいと思っている。**甘いものが好きな人は甘いものを食べることで人生の幸福度が上がるだろう。甘いものを控えれば健康にはなるけれども、人生が全く楽しくなくなってしまうかもしれない。そのような場合には、幸福度と健康を天秤にかけて、毎日少量の甘いものを食べるというのも合理的な判断である。

しかし、重い病気になると食事を楽しめなくなるというのも事実だ。リスクを理解した上で、**食べる楽しみと健康のバランスを取ることが大切**である。

そして健康に悪い食べ物を減らす分を、次項より説明する「健康に良い食べ物」に置き換えることをおすすめしたい。

健康に良い食べ物① 魚

健康に良い食べ物の筆頭は魚である。魚を食べている人ほど死亡率が低い。二〇一六年に、欧州の権威ある栄養学の雑誌に12の研究（合計67万人）のデータを統合した研究の結果[*9]が掲載された。それによると、**魚の摂取量が多い人ほど死亡するリスクが低いこと**が明らかとなった（次頁の図4）。

では魚はどれくらい食べればよいのだろうか。

1日60gの魚を食べていた人は、魚を全く食べない人と比べて12%死亡率が低かった。しかし、食べれば食べるほど健康上のメリットがあるわけではなく、図4からも分かるように、1日60g以上の魚を食べてもプラスアルファの効果はなさそうである。

ちなみにこの複数の研究を統合した論文に含まれたものとして、日本人を対象とした研究[*10]も2つあり、両方とも魚の摂取量が多いほど死亡率が低いという結果が得られた。

また、**魚を食べると、脳卒中や心筋梗塞など動脈硬化のために起こる病気を予防する可能性もある。**複数の研究を統合した研究[*11]によると、1日あたり85〜170gの魚（特

図4　魚の摂取量と死亡率の関係

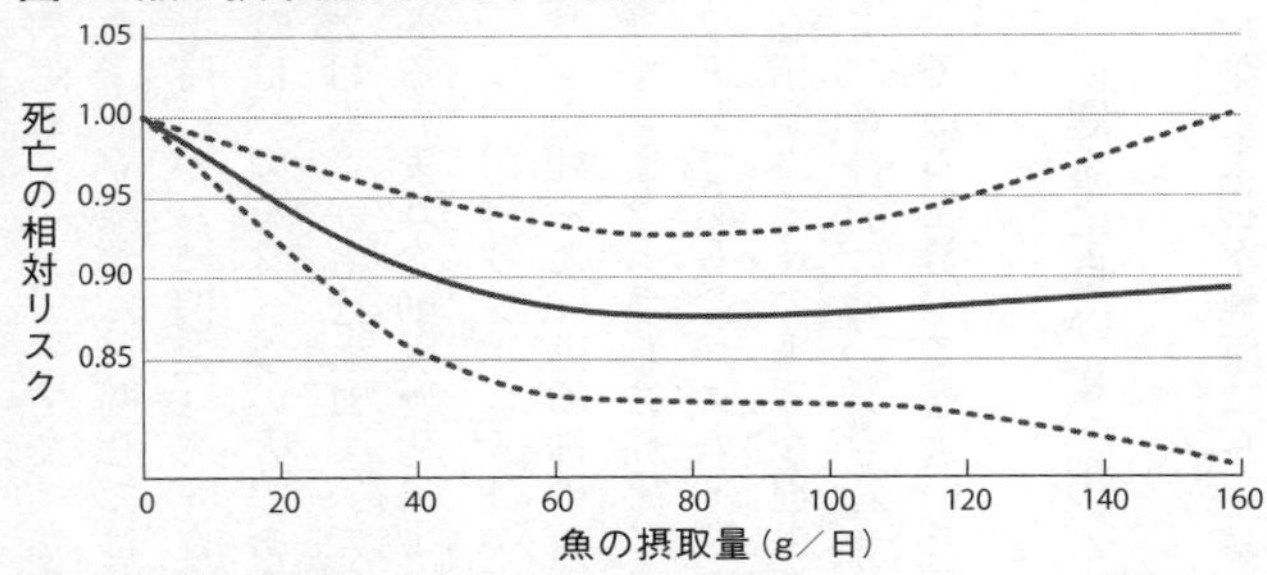

注1：縦軸（死亡の相対リスク）は、魚を全く食べない人と比べて死亡リスクが何倍なのかを表している。例えば、魚の摂取量が60g／日の人のリスクは0.88（88％）なので、（100％から差し引いて）死亡リスクが12％低いと解釈できる。
注2：実線は推定された相対リスクを表し、点線は95％信頼区間（正確には違うものの、ここではざっくりと真の相対リスクは、95％の確率でこの2本の点線の間におさまるとイメージしてもらえばよい）を示す。
出典：Zhao LG. 2016

に脂の多い魚）を摂取すると、ほとんど魚を食べない人と比べて**心筋梗塞によって死亡するリスクが36％も低い**ことが明らかになった。

さらに魚を食べるとがんのリスクも下がる可能性が示唆されている。21の研究を統合した研究[*12]によると、オメガ‐3脂肪酸換算で**1日0・1gの魚を食べると、乳がんのリスクが5％下がる可能性がある**と報告されている。こちらに関しても食べれば食べるだけリスクが下がるわけではなく、ゼロから少しだけ（オメガ‐3脂肪酸で0・1g／日）食べた時に一番リスクが下がるので、少量の魚をコツコツと食べるのが良いだろう。

この他にも、魚の摂取は、**大腸がんや肺がんのリスクも下げる**[*13・14]**可能性があることが**

報告されている。一方で、魚を食べても胃がんのリスクは下がらないと考えられている。[*15]
また、前立腺がんに関しては、がんになるリスクを下げることはないものの、がんになった時にがんに関連して死亡するリスクを下げる可能性があることが分かっている。[*16]
昔は、肉を食べない人であるベジタリアン（菜食主義者）は必要な栄養素が不足するのではないかと思われていた。しかしその後の研究によって、実はベジタリアンは肉を食べる人よりも動脈硬化によって起こる病気やがんのリスクが低いことが分かってきた。ネットフリックスの「ゲームチェンジャー：スポーツ栄養学の真実」というドキュメンタリーを観ると、動物性のたんぱく質がいかに健康に悪いか分かる。しかし、実はベジタリアンよりもさらに健康に良い食事法を実践している人たちがいる。それが、**ペスカタリアン**である。ペスカタリアンとは、ベジタリアンだけれども魚は食べる人たちのことを指す。前述のような理由で魚は食べた方が食べないよりも病気のリスクが低くなるので、総合的に考えると**ペスカタリアンの食事は健康という観点からは「最強の食事法」**であると言ってもよいだろう。

健康に良い食べ物② 野菜・果物

野菜や果物が健康に良い食べ物であることは、多くの人がすでに知っている常識である。しかし、野菜や果物なら何でもいいというわけではない。**未加工の野菜や果物が健康に良い**という研究結果はたくさんあるものの、**野菜や果物をジュースやピューレなどに加工したものでは健康上のメリットがなくなってしまう可能性**が示唆されている。

「未加工の野菜や果物」とは、生である必要はなく、茹で野菜でも野菜のスープでも良い。一回冷凍した野菜や果物を解凍してもそれほど大きな変化はないだろう。しかし、加工品になると話は変わってくる。本書で言う「未加工の野菜や果物」とはスーパーや八百屋で売っている本物の野菜や果物のことであり、フルーツジュースやピューレなどの加工されたものは含まない。これらは**加工の過程で、不溶性の食物繊維（水溶性の食物繊維は加工品にも含まれる）などの重要な栄養素が失われてしまう**ため、健康上のメリットが失われていると考えられている。そう考えると、大部分の不溶性の食物繊維が失われていると思われるコールドプレスジュースよりも、未加工の野菜や果物をそのまま破砕するスムージーの方が健康に良いと思われる（この2つを実際に比較した研究はないため、これは筆者個人の見解である）。

では、野菜や果物にはどのような健康効果があるのだろうか。16の研究をまとめた研究[*17]によると、**1日の果物の摂取量が1単位（バナナなら1／2本、りんごなら小玉1つ）増えるごとに、全死亡率は6%減り、野菜の摂取量が1単位（小皿1杯）増えると全死亡率は5%減ると報告されている（次頁の図5）**。野菜や果物は食べれば食べるほ

図5　果物や野菜の摂取量と死亡率の関係

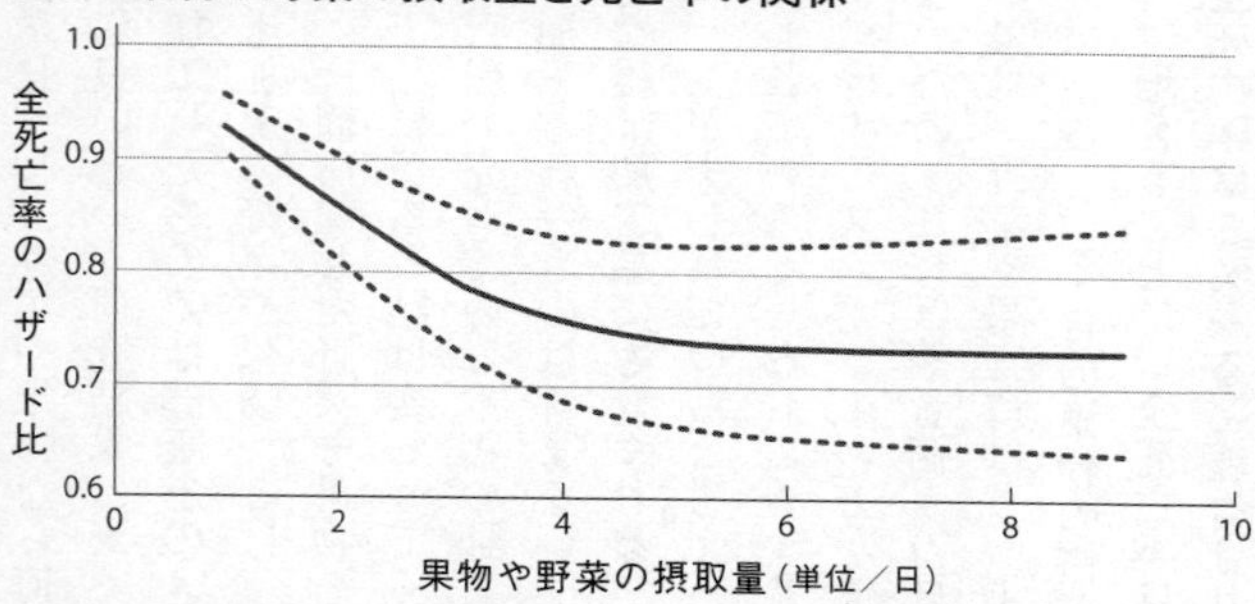

注：実線は推定された相対リスクを表し、点線は95%信頼区間（正確には違うものの、ここではざっくりと真の相対リスクは、95%の確率でこの2本の点線の間におさまるとイメージしてもらえばよい）を示す。ハザード比が1より小さいことは、死亡率が低いことを意味する。例えば、ハザード比0.8とは、死亡率が20%低いと解釈することができる。
出典：Wang X. 2014

ど死亡率は減るものの、１日の摂取量が５単位（３８０～４００g）を超えると、それ以上摂取量が増えても死亡率は変わらなくなると考えられている。つまり、１日４００g位食べれば健康上のメリットは十分であると言って良いだろう。[後注3]

心筋梗塞や脳卒中などの疾患によって死亡する確率は、野菜や果物の摂取量が１単位増えると４％下がり、糖尿病の発症率も果物をほどほどに食べている人の方が低いと考えられている。[＊18]

ちなみにじゃがいもを野菜だとイメージする人もいるかもしれないが、じゃがいもは「白い炭水化物」となるので注意してほしい。じゃがいもはフライドポテトやポテトチップスといった悪しき食品の代表格でもあり、糖尿病や肥満のリスクを高めることが研究で示されている。

健康に良い食べ物③　茶色い炭水化物

「茶色い炭水化物」とは、玄米、蕎麦、全粒粉を使った茶色いパンなど、精製されていない炭水化物のことを指す。

数々の研究において、精製されていない「茶色い炭水化物」は健康に良いと報告されている。アメリカ、英国、北欧の国々で行われた研究を統合した78万6000人のデータを用いた研究[*19]によると、1日70gの茶色い炭水化物を摂取したグループは、それらをほとんど食べないグループと比べて**死亡率が22%低かった**。

7つの研究を統合した別の研究[*20]によると、茶色い炭水化物を多く食べるグループ（1日2・5単位以上）は、少ないグループ（1日0・2単位未満）と比べて**心筋梗塞や脳卒中といった動脈硬化によって起こる病気になるリスクが21%低かった**。

糖尿病のリスクが下がることも複数の研究結果[*21]によって明らかとなっている。玄米を多く食べるグループ（週に200g以上）は、玄米をほとんど食べないグループ（月に100g未満）と比べて**糖尿病になるリスクが11%低かった**。この研究によると、**1日50gの白米を玄米に置き換えることで糖尿病のリスクを36%下げることができる**と推定された。

このように健康メリットの大きい茶色い炭水化物であるが、注意しなくてはいけない点もある。スーパーやコンビニのパンの中には、「全粒粉」と書いてあっても実は全粒粉が少ししか含まれておらず、ほとんどが精製された小麦粉という商品もあるので気をつけてほしい。また、蕎麦についても十割蕎麦や二八蕎麦のように、できるだけ蕎麦粉の割合が高いものを選ぶのが良いだろう。

健康に良い食べ物④と⑤　オリーブオイル・ナッツ類

ヨーロッパ地中海沿岸地域の食文化である「**地中海食**」は健康に良いというエビデンスが複数ある。世界には数多くの食文化があるが、健康に良いという地位が最も確立しているのが、地中海食である。そして、**地中海食の中心となるのが、前述の魚に加えて、オリーブオイル、ナッツ類なのだ。**

二〇一三年、世界でも権威ある医学雑誌『ニューイングランド・ジャーナル・オブ・メディシン』に掲載された大規模な試験の研究結果[＊22]によると、地中海食の栄養指導を受けたグループは、**脳卒中、心筋梗塞によって死亡する確率が29％低くなる**ことが分かった。また、同じデータを用いた別の研究[＊23]では、**乳がんになる確率を57％減少させる**ことが分かった。また別の研究[＊24]では地中海食が**糖尿病になるリスクを30％減少させる**と報告されている。

ちなみに、ここで言うナッツ類とは「木の実」のことで、アーモンド、クルミ、カシューナッツなどのことを指す。実はピーナッツは、木の実ではなく豆の一種であるが、最近の研究ではピーナッツもその他の木の実と同様に健康に良いことが分かってきた[*25・26]。木の実よりピーナッツの方が安価なので、あまりお金をかけずに健康になりたい人には、ピーナッツがおすすめである。

5つのグループで健康への影響を理解する

単純化して考えると、全ての食品は5つのグループに分けられる。健康に良いことが複数の研究で明らかになっているものをグループ1、健康に対して悪影響があることが複数の研究で示されているものをグループ5とする。そうすると、私たちが日々口にしている食品のほとんどは中間のグループ（グループ2、3、4）に該当することが分かる（次頁の表1）。

皆さんがテレビやネットなどのメディアで毎日のように目にする「健康に良いということが最新の研究で明らかになった」とうたわれる食品のほとんどは、グループ2の食品である。つまり、健康に良いという研究結果が1つ2つあるかもしれないが、本当に

表1　健康に良いものと悪いものを5つのグループに分けた表

	説　明	食品の例
グループ1	健康に良いということが複数の信頼できる研究で報告されている食品。	①魚 ②野菜と果物 ③茶色い炭水化物 ④オリーブオイル ⑤ナッツ類
グループ2	ひょっとしたら健康に良いかもしれない食品。少数の研究で健康に良い可能性が示唆されている。	ダークチョコレート、コーヒー、納豆、ヨーグルト、酢、豆乳、お茶、豆類、きのこ類
グループ3	健康へのメリットもデメリットも報告されていない食品。	その他の多くの食品
グループ4	ひょっとしたら健康に悪いかもしれない食品。少数の研究で健康に悪い可能性が示唆されている。	マヨネーズ、マーガリン
グループ5	健康に悪いということが複数の信頼できる研究で報告されている食品。	①赤い肉（牛肉や豚肉のこと。鶏肉は含まない）と加工肉（ハムやソーセージなど） ②白い炭水化物（じゃがいもを含む） ③バターなどの飽和脂肪酸

注：ここでの「健康に悪い」は病気になるリスクや死亡率のことを意味している。
出典：津川友介『世界一シンプルで科学的に証明された究極の食事』

健康に良いのかはまだ確定ではない。数か月後には同じ食品について「最新の研究で健康に悪いことが分かりました」というニュースを目にすることになるかもしれないし、実際にそういったことはしばしば起こる。そのような「賞味期限の短い健康情報」に一喜一憂することにあまり意味はない。目新しさや話題性はないかもしれないが、やはり**すでに健康に良いことが長年の研究から証明されている食品を日々の食事に取り入れることこそが健康を確約すると言える。**また、さらに詳しく健康に良い食事について知りたい方は、拙著『世界一シンプルで科学的に証明された究極の食事』（東洋経済新報社）をお手に取って頂きたい。

RULES

健康に良い食品、悪い食品を知った上で食生活を考えることが大切

食べることは人生の幸せでもある。リスクが高い食品を食べてはいけないのではなく、幸福度と健康のバランスを取ることが大切

メディアの「賞味期限の短い健康情報」に一喜一憂してはいけない

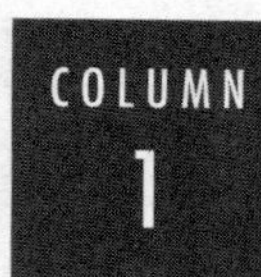

妊婦の食事

生まれてくる赤ちゃんのために

人生の中で状況が変われば、最適な食事も変わってくる。おそらく女性が人生の中で最も食事のことが気になるのは妊娠した時ではないだろうか。自分の健康だけでなく、生まれてくる赤ちゃんの健康に影響を与えてしまうからである。

ここでは妊婦の食事で気をつけるべきことを解説したい。ちなみに、本コラムで説明している食事は、特に健康上の問題のない妊婦を想定している。もし何か病気を持っていたり、妊娠に関連する併存疾患（妊娠高血圧症候群や妊娠糖尿病など）がある場合は、かかりつけの産科の先生と食事に関してしっかりと相談してほしい。

何よりも重要な葉酸

妊婦にとってまず何よりも重要な栄養素は葉酸である。葉酸はビタミンB群の一種であり、緑黄色野菜、果物、海苔、レバーなどに多く含まれる（ただしレバーは、後述のようにビタミンA過剰になる可能性があるので妊婦にはおすすめしない）。

葉酸は妊娠中には通常の約2倍の量が必要となり、これが不足すると赤ちゃんの二分脊椎と呼ばれる先天異常のリスクが高まることが分かっている。実はこの二分脊椎という先天異常であるが、多くの先進国で発生数が減少しているにもかかわらず、日本では年々増え続けている。

食事だけで十分な量の葉酸を摂取することは難しいため、妊婦は葉酸のサプリメントを摂ることが推奨されている。ただ難しいのはそのタイミングである。**葉酸のサプリメントは妊娠1か月前から飲み始める必要があるのだ。つまり、妊娠に気づいた時に飲み始めるのでは遅い。**妊娠を計画していてあらかじめ葉酸のサプリメントを摂取している人は良いのだが、予期せずに妊娠していた人の中には残念ながら葉酸のサプリメントを摂っていなかったという人もいる。妊娠の具体的な計画の有無にかかわらず、妊娠する可能性がある女性にはぜひ葉酸のサプリメントの摂取をおすすめしたい。

葉酸のサプリメントは赤ちゃんの二分脊椎のリスクを下げるだけでなく、**自閉症のリスクも下げる**と報告されている（正確には、米国[*1]とノルウェー[*2]で行われた研究では自閉症のリスク減少が認められたが、デンマーク[*3・4]の研究では関係は認められなかった）。二分脊椎と同様に、妊娠4週間前から妊娠8週までに葉酸サプリメントを摂取している人でリスク低下が認められたため、神経の発達と自閉症が何らかの形で関係しているのではないかと考えられている。

それだけでなく、**葉酸のサプリメントは赤ちゃんの先天性心疾患（心臓の病気）のリスクを28％下げる**と報告され[*5]ており、葉酸は赤ちゃんにとって必要不可欠の栄養素であると言っても過言ではないだろう。

米国では、妊娠1か月前から妊娠2～3か月後まで400～800μg／日の葉酸サプリメント摂取が推奨されている。その後は、600μg／日摂取することが推奨されている[*6]。市販されている妊娠準備用のサプリメントのほとんどには葉酸が含まれているものの、ものによっては葉酸の含有量が少ないことがある。前述の自閉症の研究では、400μg／日未満であれば自閉症のリスク低下が認められなかったこともあり、また妊娠中期以降は600μg／日が必要になるため、十分量の葉酸が含まれているサプリメントを選択してほしい。

ビタミンDは発育不全のリスクを下げる

葉酸の次に重要な栄養素にビタミンDがある。二〇一八年に報告された24の実験をまとめた研究によると、**ビタミンDのサプリメント摂取によって、赤ちゃんの発育不全のリスクが28％減少した**と報告[*7]されている。妊娠準備用のサプリメントを摂取している人は、成分中にビタミンDも含まれていることを確認すると良いだろう。

摂りすぎると危険なビタミンA

摂りすぎることで赤ちゃんを危険にさらしてしまう栄養素もあり、その中でも代表的なものがビタミンAである。サプリメントなどで**ビタミンAを摂りすぎると、赤ちゃんの先天異常のリスクが上がる**と報告されている。ビタミンAはサプリメントだけでなく、レバー、あんきも、うなぎ、銀鱈(ぎんだら)などに多く含まれる。前述のようにレバーは葉酸を含むという点では良いのだが、ビタミンAの過剰摂取になってしまう可能性もあるので、葉酸はレバーからではなくできればサプリメントで摂取した方が良いだろう。

妊娠中はカフェインを控える

カフェインには血管を収縮させる作用があるので、妊娠中に大量に摂取することで流産や赤ちゃんの発育に悪影響を与える可能性が示唆されている。どれくらいの量までなら大丈夫なのかという正確なエビデンスはないのだが、米国産科婦人科学会（ACOG）は、妊娠中はカフェインの摂取量を1日200㎎未満に控えるように推奨している。コーヒー100㎖にはカフェインが60㎎含まれているので、1杯150㎖とすると、妊娠中はコーヒーは1日2杯までに控えた方が良いだろう。

コーヒー以外にもカフェインを多く含む飲料があるので注意が必要である。例えば、玉露には100㎖あたり160㎎と、実にコーヒーの2・5倍以上のカフェインが含まれている。その他にも、紅茶、ウーロン茶、煎茶、ほうじ茶、エナジードリンクにも多くのカフェインが含まれるので、妊娠中は控えた方が良い。またカフェインの量は多くないものの、**ジャスミンティーには子宮収縮作用がある可能性**が示唆されているので避けた方が良いとされている。

食事からの感染症に注意

妊娠中は免疫機能が低下していることもあり、感染症にかかりやすくなっている。そのため、基本的には生ものは避ける必要がある。特に生肉（生ハム、ローストビーフ、ユッケ、鶏わさなど）は避け、肉は十分に加熱して食べることが推奨される。それ以外にも、妊娠中にかかることで、赤ちゃんに障害が出てしまう感染症もある。有名なものとして、リステリア菌とトキソプラズマの2つがある。

リステリア菌は、ナチュラルチーズ（殺菌処理されていないチーズ）、生ハム、スモークサーモンなどを通じて感染する。妊娠中の人が感染すると、かぜのような軽い症状で済むこともあるが、胎盤を通じて赤ちゃんが感染した場合、早産、流産、死産の原因となるだけでなく、赤ちゃんに髄膜炎や水頭症、精神・運動障害などが見られる場合もある。

トキソプラズマは生焼けの肉の摂取によって感染する。さらには猫の糞などを介して感染することもある。ガーデニングの土に猫の糞が混ざっていて、そこから妊婦が感染することもあるので、妊娠中の人は土いじりは避け、野菜や果物（特に土付きのもの）はよく洗って食べるようにしてほしい。トキソプラズマも胎盤を通じて赤ちゃんに感染し、流産、死産だけでなく、赤ちゃんに脳や眼の障害を引き起こすことが知られている。

妊婦の感染予防に関しては、以下のポイントをおさえておいてほしい。

- 肉は十分に加熱して食べる（生肉は食べない）
- ナチュラルチーズ、スモークサーモン、生ハム、肉のパテは食べない
- 野菜や果物（特に土付きのもの）はよく洗って食べる
- 生肉に触れたあとは手や調理器具をよく洗浄する
- ガーデニングなど土に触れる時には手袋をして、その後はよく手を洗う
- 猫との接触には注意して、糞尿処理は避ける

日本の妊婦は痩せすぎである

その他の食事や栄養素に関しての推奨は次頁の表1の通りである。必ずしも全てにエビデンスがあるわけではなく、推奨される内容も日米で少し違うのだが、両者を見比べて自分にとって最善の食事を見つけてほしい。

この中でも特に注目してほしいのが、妊娠中の体重増加の目安である。日本では昔から「小さく産んで大きく育てよ」と言われている。これは生まれたときの赤ちゃんの体重は軽い方が良く、生まれた後で大きく育てるのが良い、ということを意味している。帝王切開の技術が十分に発達していなかった時代に、妊産婦が出産によって死亡するリスクを低下させるためにそのように言われてきたとされている。

日本ではこのような言い伝えや近年の女性の「痩せ願望」も手伝って、**世界の国々と比べて低出生体重児が多いだけでなく、驚くべきことにその割合が年々増加しているの**だ(58頁の図1)。

数多くの研究によって、**出生時体重が軽いと、成績・学歴・収入・健康状態が悪いことが証明されている。**赤ちゃんがお母さんのお腹の中にいる時に十分な栄養が届いていないと、それに身体が慣れてしまい、生まれた後に十分な栄養を摂取した場合に身体が順応できずに、糖尿病などの生活習慣病になったり、心筋梗塞などのリスクが高くなっ

表1　妊婦に推奨される食事基準

	日　本	アメリカ
たんぱく質	妊娠初期50g／日 妊娠中期60g／日 妊娠後期75g／日 （非妊娠時は50g／日）	体重1kgあたり1.1g／日 （非妊娠時は0.8g／日）
炭水化物	推奨量はない。 非妊娠時の女性の目安量（ある一定の栄養状態を維持するのに十分な量）：摂取エネルギーの50～65% 食物繊維の非妊娠時の女性の目安量：17～18g／日以上	175g／日（非妊娠時は130g／日）。白米や小麦粉などの精製された炭水化物よりも、果物・野菜・全粒粉のような精製されていない炭水化物で摂取することが推奨される（食物繊維の摂取量は28g／日以上）。
脂質	推奨量はない。 目安量：n-6系脂肪酸9g／日 n-3系脂肪酸1.8g／日	エビデンスが不十分であまり分かっていない。トランス脂肪酸は胎盤を通じて赤ちゃんに移行すると考えられているため摂取を控える。
微量栄養素	推奨量［食事とサプリメントを合計した量］（1日量） 葉酸：480μg 鉄：妊娠初期8.5～9mg 妊娠中期・後期21～21.5mg カルシウム：650mg ビタミンB1：1.3～1.4mg ビタミンB2：1.5～1.7mg ビタミンC：110mg ビタミンA：妊娠初期650～700μgRAE 妊娠中期・後期730～780μgRAE	以下の栄養素を含むサプリメントが推奨される（1日量）。 葉酸：400～800μg （妊娠第2期以降は600μg） 鉄：27mg カルシウム：250mg以上 ヨウ素：150μg ビタミンD：200～600IU
妊娠中の体重増加	ガイドラインによって異なる。 日本産科婦人科学会周産期委員会（1997年）［*8］ BMI<18：10～12kg BMI 18～24：7～10kg BMI>24：5～7kg 厚生労働省「健やか親子21」（2006年）［*9］ BMI<18.5：9～12kg BMI 18.5～25：7～12kg BMI≧25：個別対応	BMI<18.5：12.5～18.0kg 妊娠13週までで0.5～2.0kg、それ以降は1週あたり0.5kg BMI 18.5～24.9：11.5～16.0kg 妊娠13週までで0.5～2.0kg、それ以降は1週あたり0.5kg BMI 25.0～29.9：7.0～11.5kg 妊娠13週まで0.5～2.0kg、それ以降は1週あたり0.25kg BMI≧30：5.0～9.0kg 妊娠13週まで0.5～2.0kg、それ以降は1週あたり0.25kg

出典：日本の基準に関して、体重増加の目安以外は、厚生労働省「日本人の食事摂取基準（2015年版）」より。米国の推奨量はUpToDate［*10］より

図1　低出生体重児の比率の推移

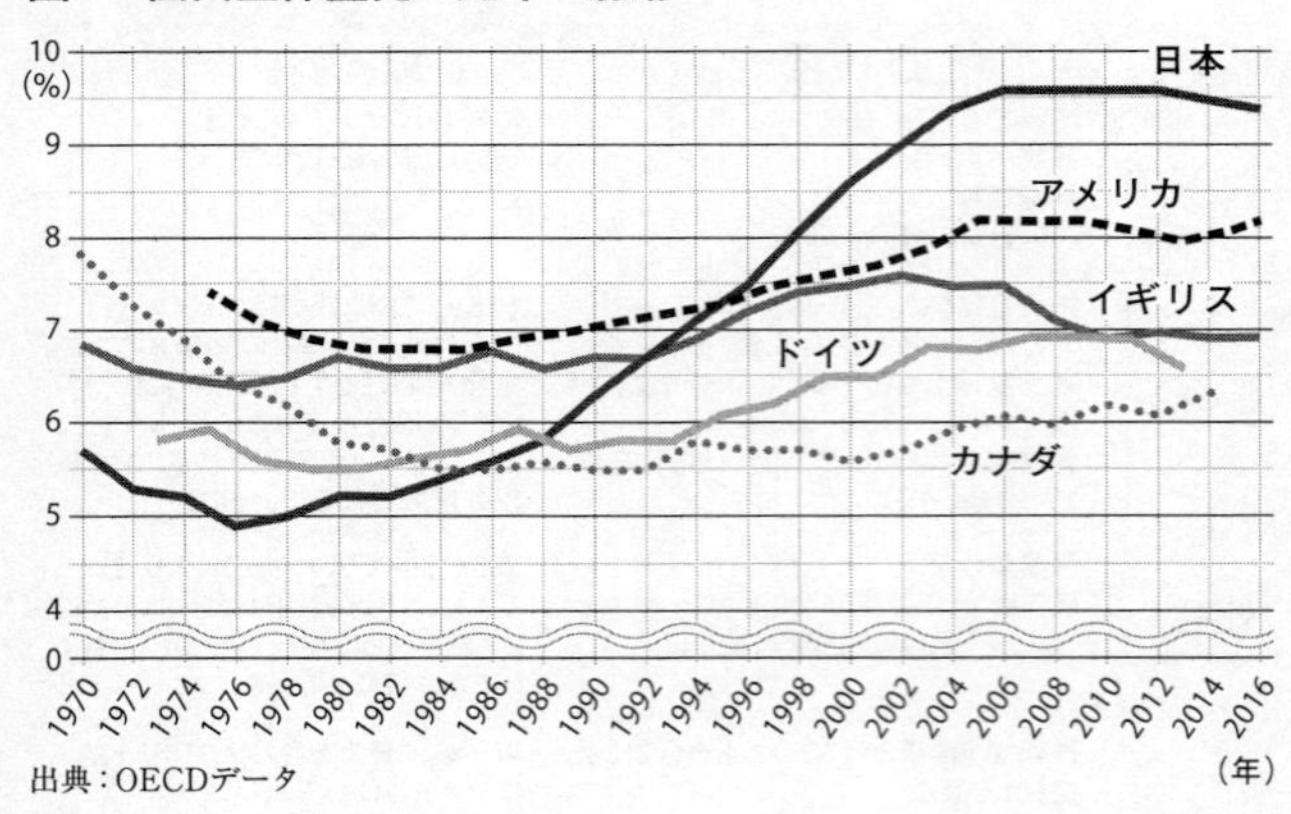

出典：OECDデータ

てしまうのではないかと考えられている。

以上のように、妊娠中と非妊娠時とでは推奨される食事が大きく異なる。妊娠する可能性がある女性は、具体的な計画がなくても予防的に葉酸などを含んだ妊娠準備用のサプリメントを摂取しておいてほしい。

妊娠中の体重増加が少なすぎると、生まれてきた赤ちゃんに学業や健康面で長期的な悪影響を及ぼすと考えられているため、赤ちゃんのためにも、**妊娠中の女性はしっかりと食べて十分体重を増やすことが推奨される。**

RULE 3

運動

「1日1万歩」に科学的根拠はない？

健康を維持する上で重要な要素として、食事、運動、睡眠、精神状態（ストレスなど）の4つが挙げられるだろう。もちろん、これらの要素が重要であるということは、多くの人が認識していると思われる。しかし実際にうまくマネージメントできている人はどれくらいいるだろうか？

運動が健康に良いという点については異論はないだろう。ただし、それを実践できているかどうかは別問題である。頭では分かっているものの、忙しくて時間が取れずにあまり運動できていない人も多いのではないだろうか。普段の通勤などでそれなりの距離を歩いているため、大丈夫だと自分に言い聞かせている人もいるかもしれない。

運動する目的も人によって様々だろう。太らないように減量目的で運動している人もいれば、ストレス発散のために身体を動かしている人もいる。しかし何よりも重要な運動の目的、それは「病気にならないため」ではないだろうか。では、どれくらい運動すれば病気になりにくくなるのだろうか？

「1日1万歩を歩く」ことが健康に良いと聞いたことがある人は多いだろう。このスローガンは日本発祥だと言われているが、**「1万歩」という数字には実は永らく何の根拠もなかったのである。**

一七八〇年頃に、スイスの時計師アブラアン・ルイ・ペルレによって歩数計が実用化された。その後一九六五年に日本の山佐(やまさ)時計計器から発売された「万歩メーター」が、日本の一般人向けの歩数計の第1号と言われている。当時は一九六四年の東京オリンピックを契機に国民の運動・スポーツの機運が高まる中、「歩け歩け運動」や「1日1万歩」運動などを推奨する団体が積極的に歩くことを勧めた。しかしその一方で、なぜ1万歩なのかという点については、エビデンスは示されなかった。

その後、「1日1万歩」が健康に良いという考え方は世界中に広まり、あたかも科学的に正しい主張であるかのように受け取られるようになったと言われている。

では現在、研究結果からは何が分かっているのだろうか？

二〇一九年五月に、ハーバード大学の研究グループから興味深い研究結果[*1]が報告された。二〇一一〜一五年に、約1万7000人の高齢女性（平均年齢72歳）に加速度計を7日間身に着けてもらい、歩数を測定し、二〇一七年末まで追跡したところ、**歩数が多い人ほど死亡率が低い**という結果であった。

二〇二〇年三月に発表された最新の研究[*2]によると、**7500歩より多く歩くことでさらに健康上のメリットがあることが分かった。**この研究では、代表性のあるアメリカ人

図1　1日の歩数と死亡率の関係

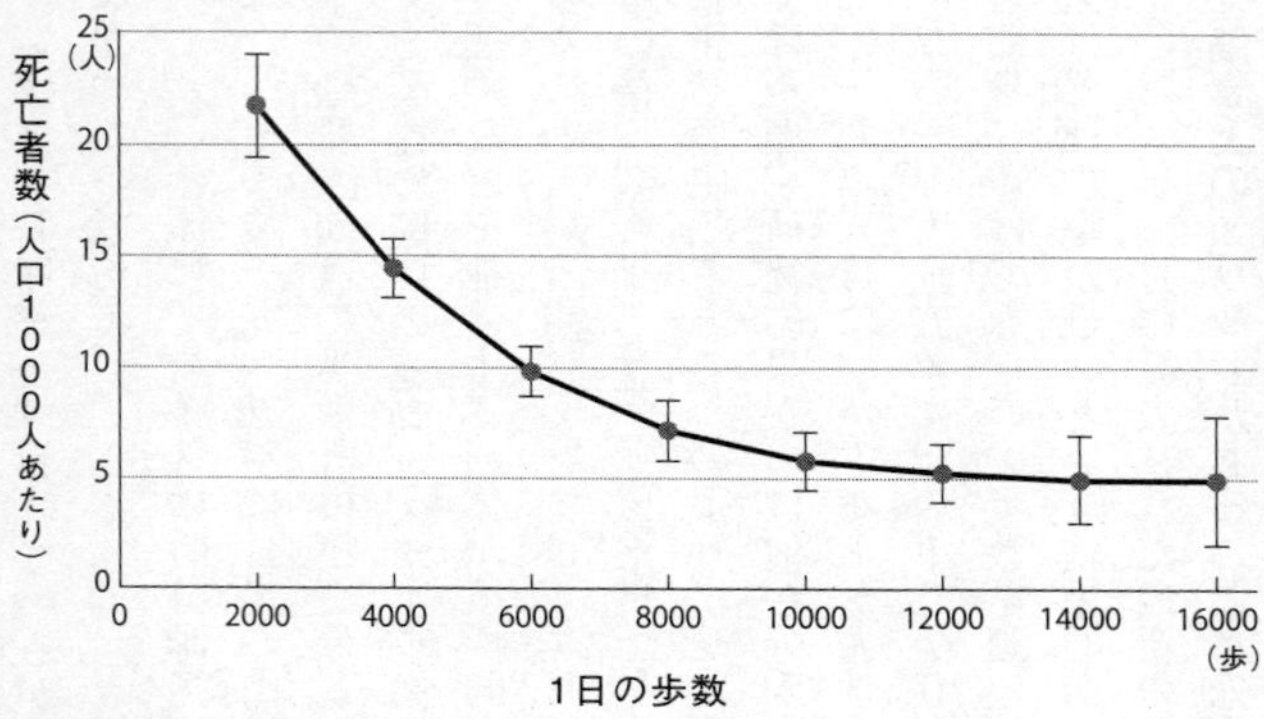

出典：Saint-Maurice PF. 2020

4840人のデータを解析したところ、上の図1のように、**1日1万2000歩くらいまでは歩数が多ければ多いほど死亡率が低い**という結果が得られた。この図は、年齢、性別、食事内容、肥満度、飲酒量や喫煙量などの影響を統計的に取り除いた上で、1日の歩数と死亡率との関係を見たグラフである。

一方で、1万2000歩以上は歩いても健康上のメリットは少なそうである。つまり、死亡率という観点においては「1日1万歩」神話は必ずしも正しくなく、もっと少ない歩数でも、健康上のメリットは大きいのである。もし無理がないようであれば、1万2000歩を目指してもいいだろう。

もちろん死亡率だけが重要なのではなく、体重や血糖値などその他にも健康の指標は

図2　日本人は比較的よく歩いている（スマートフォン・アプリ利用者の歩数）

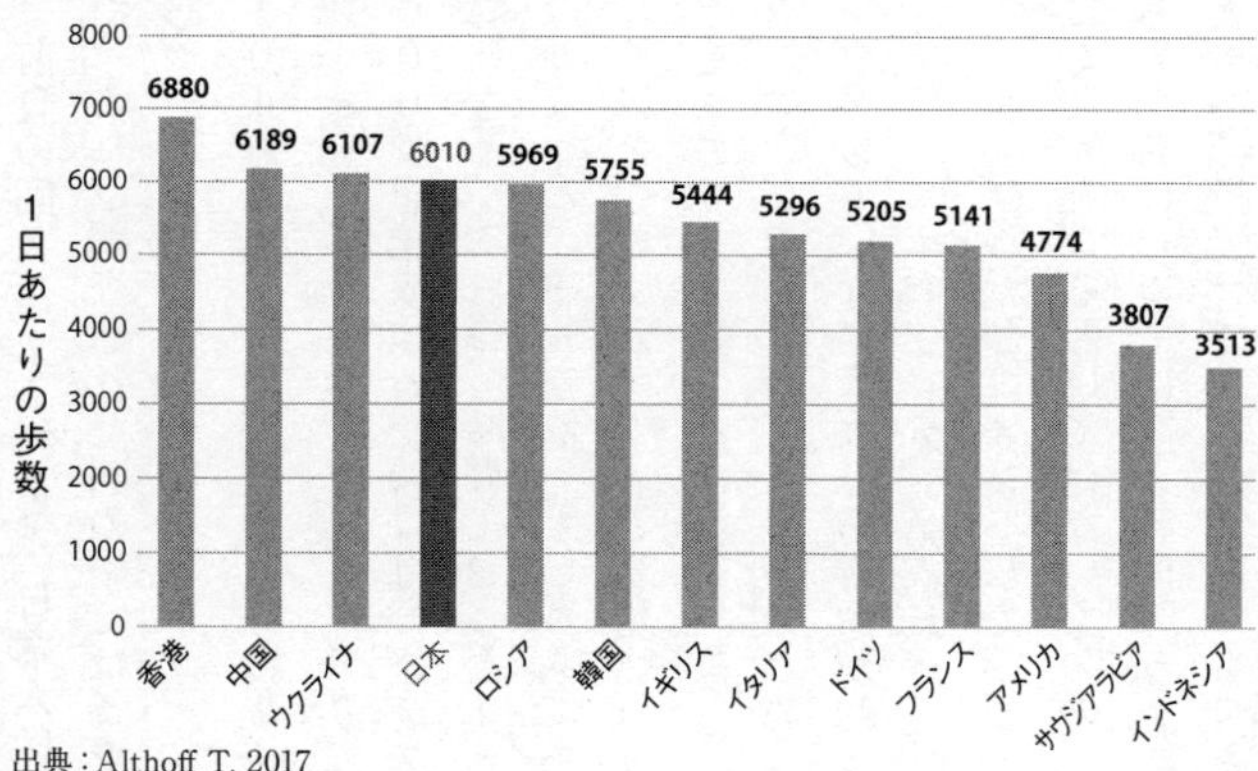

出典：Althoff T. 2017

ある。それら死亡率以外の健康指標に関しては、歩数が与える影響は異なるかもしれない。また、これはアメリカ人を調査対象としたデータなので、日本人では結果が異なるという可能性も残っている。それでもなお、自分たちの生活習慣を見直すとっかかりとしては十分なデータだろう。

1日1時間走ると寿命が7時間延びる

では実際に日本人は1日どれくらい歩いているのだろうか？

二〇一七年にスタンフォード大学の研究者が、世界111か国約70万人の持っているスマートフォンに内蔵された加速度計のデータを解析することで、各国の人々が1日平均でどれくらい歩いているのか研究し[*3]

た（前頁の図2）。その結果、**日本人は1日約6010歩歩いていることが**明らかになった。これは調査された国の中では香港、中国、ウクライナに次いで4番目に高い結果であった。

より正確な統計（国民健康・栄養調査）でも、平均的な日本人はすでに1日6278歩歩いていることが分かっているので、先の研究から導き出された目標値1日1万2000歩を達成するためには、プラスアルファで1日6000歩を歩けばよいという計算になる。これは、時間で言うと1・05時間、距離で言うと4・2㎞になる。これはなかなかハードルが高いという人であっても、1日1万2000歩くらいまでは歩けば歩くほど死亡率が下がると報告されているので、自分のできる範囲内で歩数を増やすことをおすすめする。

ランニングをしている人も多いと思うが、**定期的にランニングをしている人は、ランニングをしていない人よりも寿命が約3年長い**という研究結果[＊4]がある。この研究を行った研究者はニューヨーク・タイムズの取材に対して、「1時間ランニングをすると寿命が7時間延びる」とコメントしている。もちろんもっと長時間ランニングをするほど無限に寿命が延びるわけではないものの、時間が足りなくて困っていると不平を漏らしている人たちにとっては、1時間のランニングで7時間寿命が延びるというのはリターンの大きい「投資」であると言っても良さそうである。

運動量ゼロの人がやるべきこと

最後に、アメリカのガイドラインで推奨されている運動（身体活動）の量を説明する。アメリカのガイドライン[＊5]では、健康を維持するためには、**大人は週150～300分間の中強度の運動（個人差はあるが早歩きや階段の上り下りなど）、もしくは週75～150分間の高強度の有酸素運動（ジョギングなど）をすることが推奨**されている。そしてこれに加えて、**週2回の（身体にある全ての主要な筋肉を使った）筋肉トレーニングをすることで、健康上追加のメリットがあるとされている。**

この根拠となっているのが次頁の図3である。

この図の縦軸は死亡率、横軸は運動量を表している。もちろん運動量が多ければ多いほど死亡率が低いという関係が認められる。ただしその中でも、**日頃の運動量がゼロの人が少しだけ運動した場合に得られる健康上のメリットが一番大きい点**に注目してほしい。週150～300分間を超えると、追加で得られる健康上のメリットが小さくなるため、当該の範囲の適度な運動量が推奨されるようになったのだ。

1つ注意が必要なのは、食事を制限することなく運動だけで減量したいのであれば、週150分間の運動ではおそらく不十分であるということが分かってきているというこ

図3　週150分間の中強度の運動は死亡率を下げる

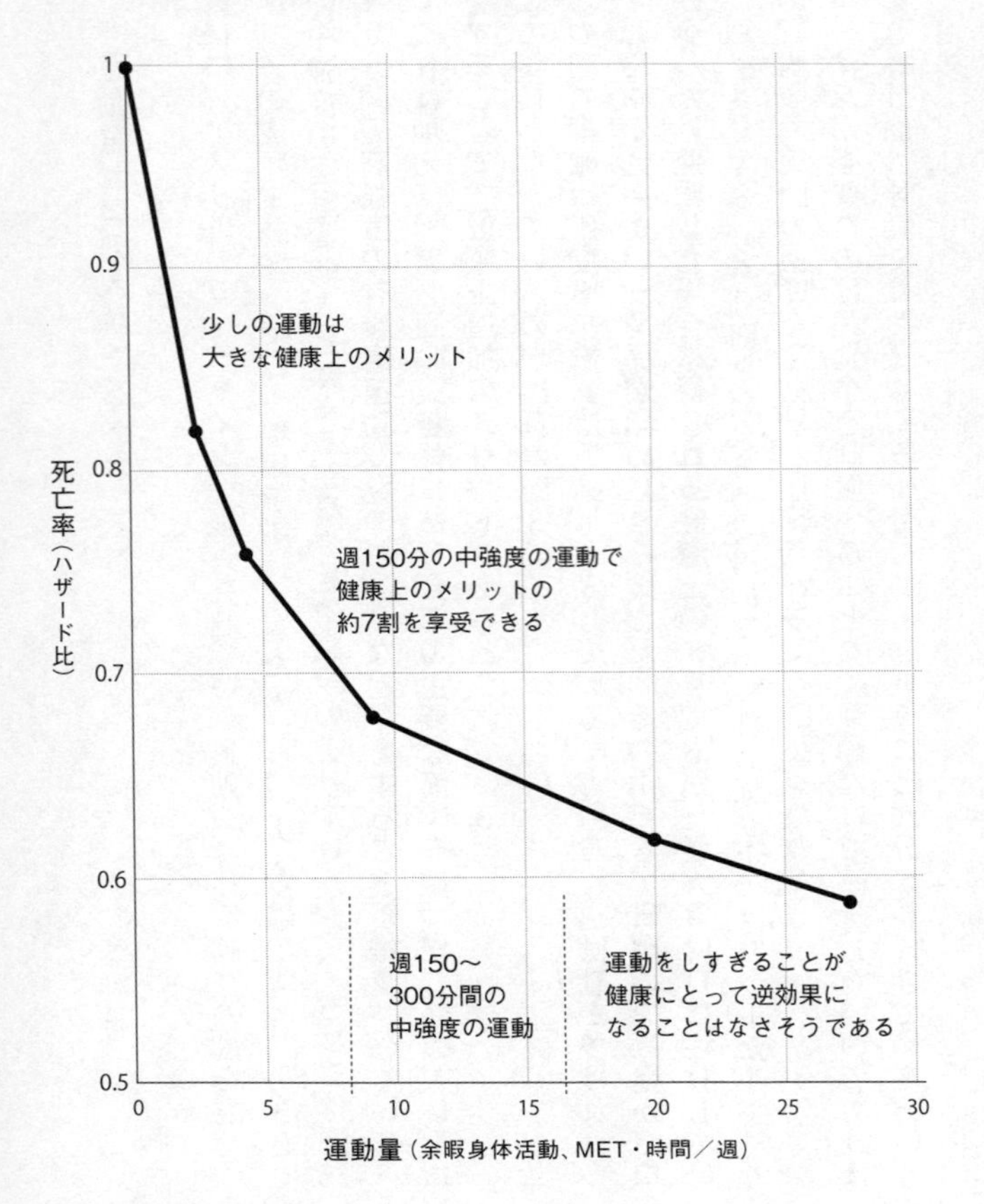

出典：Moore SC. 2012［*6］

とである。運動と体重の関係に関してはＲＵＬＥ４を参考にしてほしい。

ただやみくもに運動しろと言われても難しいし、長く続けられない人も多いだろう。しかし、これらの研究結果からも分かるように、運動は皆さんが病気になるのを確実に予防し、長生きさせてくれるものだ。特に、普段運動をほとんどしていない人が少しだけ運動した場合に得られる健康上のメリットは大きい。いきなりガイドラインで推奨されているレベルの運動量を達成するのは難しいかもしれないが、**まずは少しだけでいいので日々歩く量を増やしてみてほしい**。ストレス発散にもなるし、体調も良く感じるようになるはずだ。運動を続けていくための、よいきっかけになると思われる。

RULES

歩数が多い人ほど死亡率が低くなるが、1日の歩数が1万2000歩を超えてくると死亡率の低下はあまり認められない

日本人は平均で1日6000歩ほど歩いているが、もっと歩けば健康向上効果が期待できる

1日1時間のランニングで寿命が7時間延びる

日頃の運動量がゼロの人が少しだけ運動した場合に得られる健康上のメリットが一番大きい

RULE
4

ダイエット

体重を確実に減らす科学的な方法

肥満は、2型糖尿病や脳梗塞・心筋梗塞、がんなどのリスクを上げることが分かっている。皆さんもＢＭＩ（体格指数）という言葉を聞いたことがあるだろう。ＢＭＩは体重（kg）を身長（m）の2乗で割って算出されたもので、肥満・痩せの指標として広く使われている。ＷＨＯはＢＭＩ25以上30未満を「過体重」、30以上を「肥満」と定義している。一方、日本肥満学会はＢＭＩ25以上を肥満と定義している。

例えば身長１７０㎝、体重が75kgの男性なら、75÷（１・７ｍ×１・７ｍ）でＢＭＩは25・９５となり、肥満ということになる。

痩せすぎも病気のリスクが上がるが、肥満は病気の元となるのである。ダイエットは、美しさや見た目を良くする効果はもちろんであるが、健康の面でもとても重要である。

テレビをつけると数多くの「ダイエット法」に関する情報が溢れており、書店に行くと、どのようにすれば効果的に痩せることができるかというコツが書かれた本が山積みになっている。それらの中にはきちんとエビデンスに基づいたものだけでなく、個人の経験に基づいていて他の人でも同様の結果が得られるのか不明なもの、そもそも痩せる要素のないデタラメなものまで含まれており、文字通り玉石混交の状況である。**効果の**

ないダイエット法にお金や労力を投入することは無駄であるだけでなく、やり方を間違えると健康を害してしまう可能性すらある。効果的にダイエットするためにも、何が正しくて何が正しくないのか見分ける力が重要だろう。

書店で売れているダイエット本を見てみると、①斬新な方法で、②楽に痩せられるとうたっているものが多い印象を受ける。おそらくその方が話題性があって本が売れるからだろう。ダイエットの基本から言うと、摂取したカロリーよりも消費したカロリーの方が多ければ人間は痩せる。シンプルな「引き算」である。確実に痩せたいのであれば、摂取カロリーを効果的に減らす方法か、もしくは消費カロリーを増やす方法を身に付けるべきなのであるが、あまりにも当然すぎて、もし「痩せたければ摂取カロリーを減らせ！」というタイトルの本があったとしてもおそらく誰も手に取らないだろう。一番正しい内容の本が売れず、目新しくて話題性があれば内容が正しくなくても売れるというのは何とも皮肉なことである。

結論から先に伝えると、**体重を減らすのが目的であれば、最も効果的なのは食事を変えることであり、運動はそれと比べると影響は小さいと考えられている。**

痩せた人が食べていたもの

摂取カロリーを減らせば痩せるとか、消費カロリーを増やせば痩せるという類の話はおそらく聞いたことがあるだろう。でもよく考えてほしい。もし本当にカロリー摂取量のみで太るか痩せるかが決まるのであれば、１００kcalをいちごのショートケーキで摂取しても、野菜サラダで摂取しても、理論上は体重への影響は同じになるはずである。でも実際にこの2つが体重に与える影響が違うことを私たちは経験から理解している。カロリー計算を用いてダイエットをすることが間違っているのである。なぜならば**同じカロリーや同じ糖質量であっても、体重への影響は違う**からである。

ハーバード公衆衛生大学院の研究チームが行った研究を2つ紹介しよう。

1つ目の研究[*1]は、米国人約12万人を12～20年間追跡し、食生活の変化と体重変化の関係を評価したものである。4年ごとにデータを区切り、その期間における「食事の変化量（4年間で食事がどれくらい増減したか）」と「体重の変化量（同時期に体重がどれくらい変化したか）」の関係を解析した。その結果が次頁の図1である。フライドポテトやポテトチップスの摂取量が増えている人ほど体重が増加しており、ヨーグルトやナッツの摂取量が増えている人ほど体重が減少していることが明らかになった。

図1　食事内容の変化と体重の変化の関係

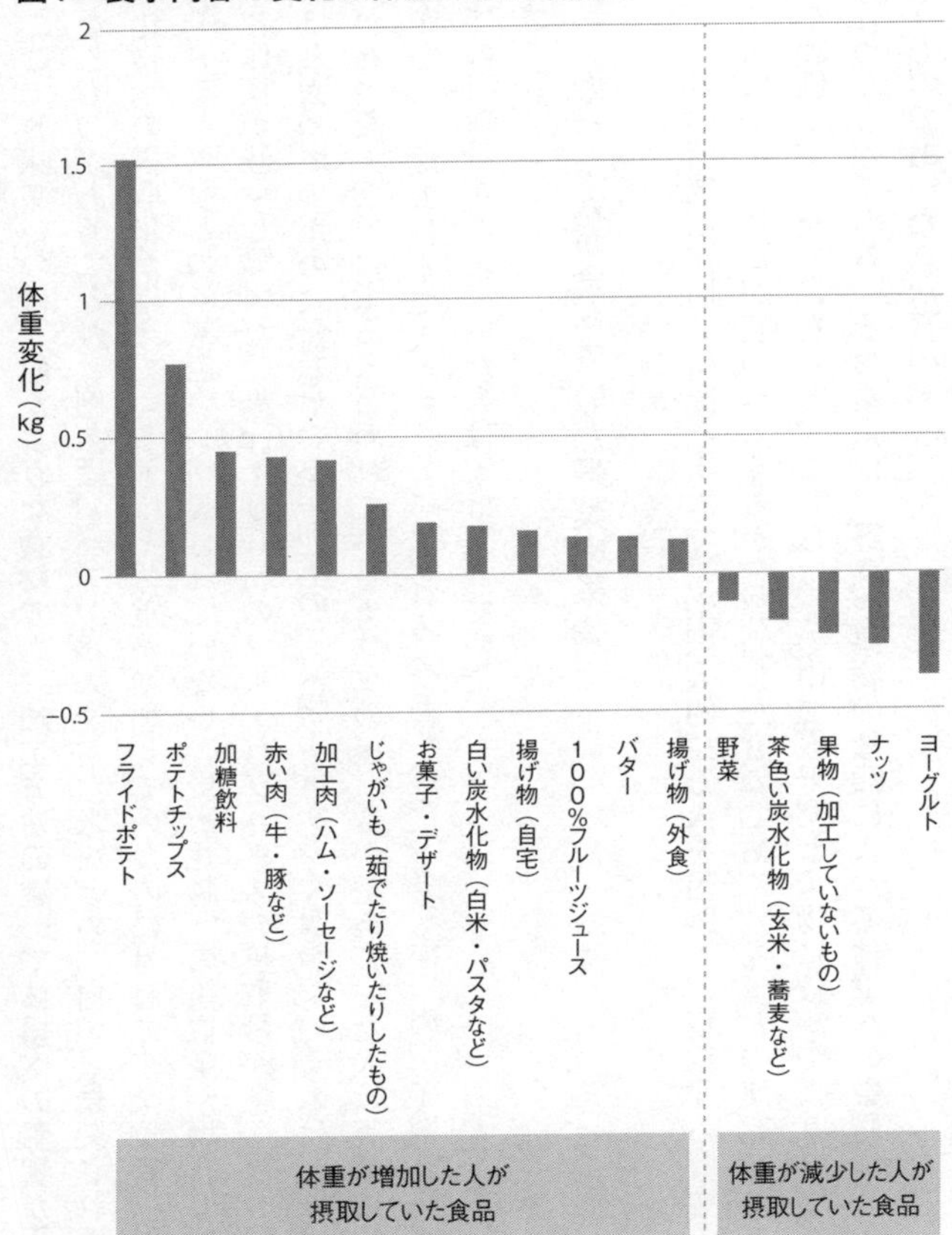

注：図の縦軸は4年間でどれだけ体重が変化したかを表す。
Mozaffarian D. 2011を元に筆者作成

ここで興味深いのは、**似たような食材でも、加工方法の違いで体重への影響が正反対になるものがあることだ。**例えば、パン、パスタ、白米などの「白い（精製された）炭水化物」の摂取量が増えている人ほど体重が増加していたのに対して、全粒粉、玄米、オートミールなどの「茶色い（精製されていない）炭水化物」の摂取量が増えている人ほど体重が減少していた。果汁100％のフルーツジュースの摂取量が多くなっている人ほど太っていたのに対して、（未加工の）果物の量が多くなっている人ほど痩せる傾向があった。巷では太ると言われているナッツの摂取量が増えていた人は実は痩せる傾向があり、最近日本で太らないと言われるようになってきた赤い肉（牛肉や豚肉のこと）の摂取量が増えていた人は実は太っていた。

太った人が食べていた野菜や果物

2つ目の研究[＊2]は、同じ研究チームで、米国人約13万人を追跡し、摂取する野菜と果物の種類によって体重が変わってくるかを評価したものである。先ほどの研究では食事全体を評価していたのに対して、こちらはその中でも野菜と果物に絞ってより詳しく解析を行ったものである。その結果は、**野菜や果物の種類によって体重への影響は異なる**というものであった（次頁の図2）。

図2　食事内容の変化と体重の変化の関係（野菜と果物に絞ったもの）

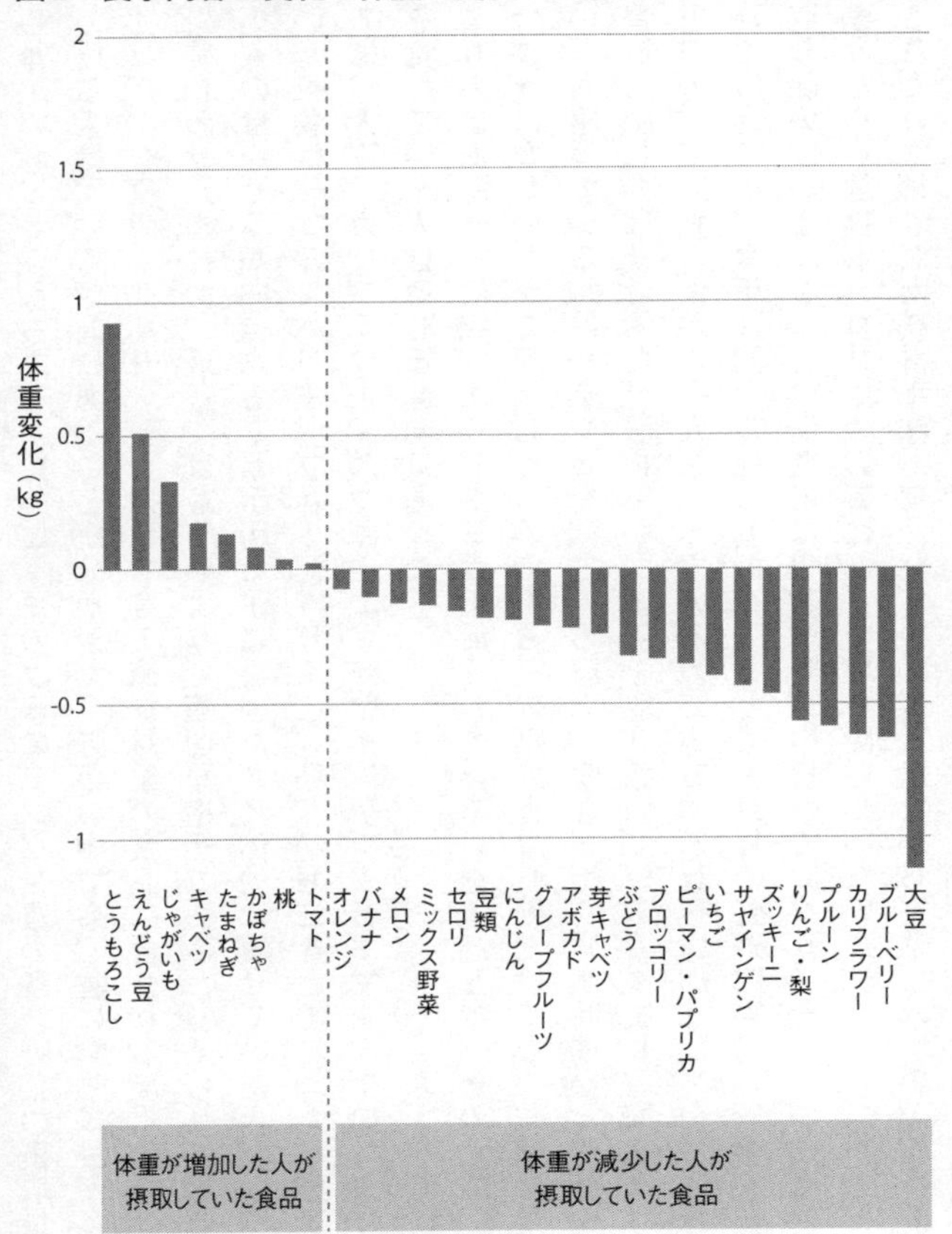

注：図の縦軸は4年間でどれだけ体重が変化したかを表す。
Bertoia ML. 2015を元に筆者作成

じゃがいも、とうもろこし、えんどう豆のようにデンプン質の多い野菜の摂取量が増えている人は、太る傾向にあることが分かった。野菜の中でも、特に食物繊維が多く、グリセミック負荷（グリセミック指数＝GI値に対象の食品に含まれる炭水化物の割合を掛け合わせた指標で、最近ではGI値よりも適切な指標であると考えられている）が低いものは痩せる傾向にあることが明らかになった。具体的に**痩せていた人が多く食べていた果物は、ブルーベリー、プルーン、りんご、梨、いちごなど**であった。**野菜に関しては、大豆、カリフラワー、ズッキーニ、サヤインゲン、ピーマン、ブロッコリーなどを食べていた人は痩せる傾向**にあった。

これらはあくまで研究であり、ある食生活をしている人を追跡して、その人の体重がどのように変わったかを評価したものである。総摂取カロリーだけでなく、運動量、1日のうち座っている時間やテレビを観ている時間、喫煙習慣、睡眠時間などのほかの生活習慣に関しては統計的な手法を用いて影響を取り除いている。つまり、同じような生活習慣の人で、食習慣が違う人を比べているのである。これらに加えて2つ目の野菜と果物の研究では、食事に関する他の要因（野菜と果物以外の食事内容）の影響も統計的に取り除いている（2つ目の研究では果物や野菜の種類でカロリーそのものが変わってしまうため、総摂取カロリーの影響はあえて取り除いていない）。

これだけ洗練された統計手法が使われていても残念ながら完璧ではない。健康的な食生活をしている人と不健康な食生活をしている人とでは、運動や喫煙習慣など研究者がデータとして集めたもの以外の要素（そもそもの健康に対する意識など）も違うと考えられ、統計的手法ではこれらの影響を１００％取り除くことはできないからである。

つまり、これらの研究からは自信を持って因果関係があると言うことはできない。それでもなお、太った人、痩せた人がどのような食事をしていたのかを観察することで参考にできることはたくさんあるだろう。食事の影響に関しては、個人差がある可能性もあるので、実際にご自分で食事内容を変えてみて、それで体重がどのように変化するかを見てみるのも良いだろう。

ちなみにこれら2つの研究は一般市民を対象としたものではなくて、看護師と医師のグループを対象にしたものである。これは別に医療従事者にしか関心がなかったという訳ではない。こういった研究では、長期間にわたって研究に参加し、データを提供し続けてくれる人を対象にすることが何よりも重要である。医療従事者は研究の意義に同意し、医学知識もあるので質問内容を正確に理解し、真面目にデータを提供し続けてくれる人たちであるということで研究対象に選ばれた訳である。

糖質制限ダイエットは死亡率を高める

それでは人気のある「糖質制限ダイエット」についてはどうだろうか。

日本で流行(はや)っているが、私はおすすめしない。**体重を減らすという目的は達成できるかもしれないが、死亡率が高くなるなど健康を害してしまうリスクが報告されているから**である。さらに言うと、たしかに糖質制限では比較的短期間で体重減少やウエストが細くなったことを実感できるかもしれないが、**6か月以上継続することが難しい**ことも知られている。

ここでは「炭水化物」に注目して、研究から分かっていることを説明する。

ご飯、パン、麺類などの炭水化物は食事の中で大きな割合を占める重要な要素である。なんとなく炭水化物は身体に悪い、もしくは太る原因になると思われていて、悪者にされがちなのだが、実はこの理解は間違っている。最新の科学では、炭水化物をうまく選んで味方につけることで、空腹をがまんするなどのストレスを感じることなく、健康になり、痩せることができると考えられているのだ。

RULE2でも説明した通り、炭水化物の中には、白米や小麦粉などのような「精製された白い炭水化物」と、玄米や全粒粉、蕎麦のような「精製されていない茶色い炭水

図3　炭水化物の摂取割合と死亡リスクとの関係

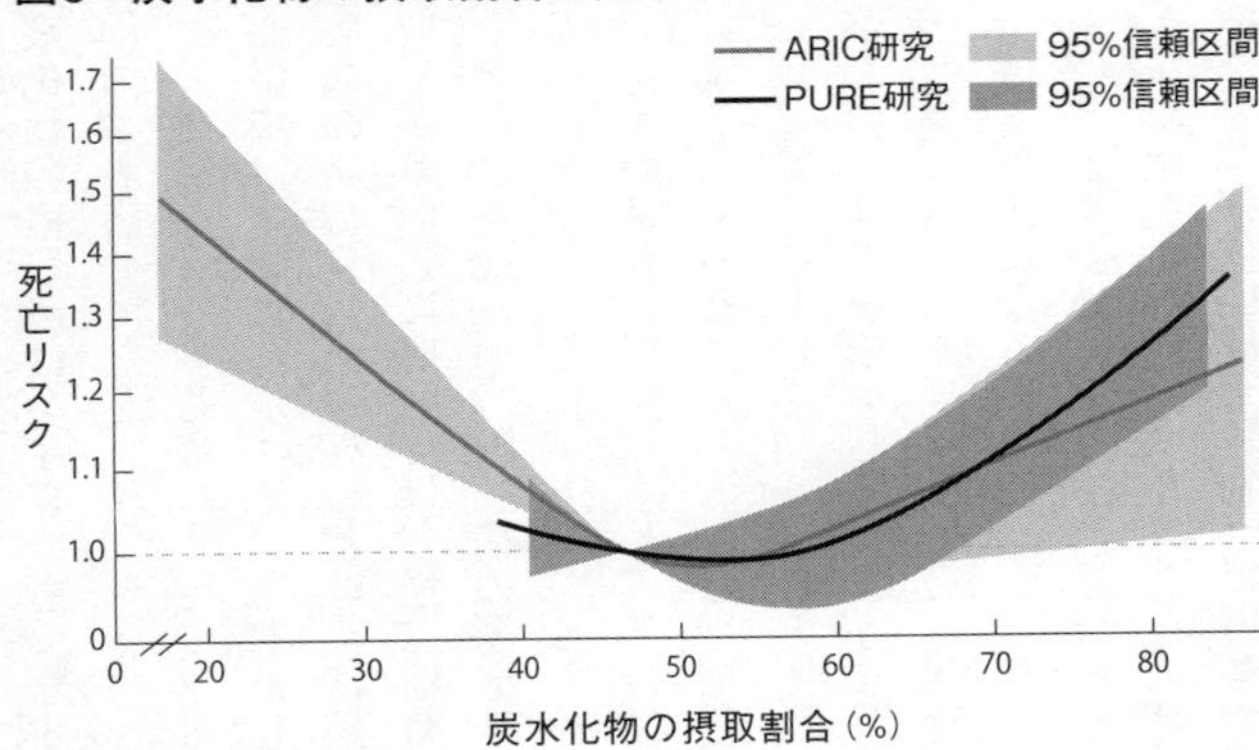

出典：Seidelmann SB. 2018

化物」の2種類がある。そして前者は健康に悪いのに対して、後者は健康に良いという180度逆の影響がある。**白い炭水化物を食べている人ほど、糖尿病のリスクが高く、死亡率も高い**ことが知られている。一方で、**茶色い炭水化物を食べている人ほど、逆に糖尿病のリスクが低く、大腸がんのリスクや死亡率も低い**と報告されている。これは、茶色い炭水化物の外皮などに含まれる不溶性の食物繊維やその他の栄養素が健康に良いからであると考えられている。

炭水化物は減らしすぎると不健康になる

実際に、炭水化物の摂取量と死亡率の関係を評価してみると、U字の関係にあることが分かっている[*3]（上の図3）。つまり、

炭水化物の摂取量は多すぎても少なすぎても不健康になってしまうということを意味している。

この研究をもう少し詳しく見てみると、動物性のたんぱく質・脂質の摂取量が多い人においては、糖質制限ダイエットをしている人の全死亡率、心筋梗塞などによる死亡率、糖尿病の発症リスクが高いという結果であった。一方で、植物性のたんぱく質・脂質の摂取量が多い人においては、逆に糖質制限ダイエットをしている人の全死亡率、心筋梗塞などによる死亡率、糖尿病の発症リスクは低いという結果であった。

人は食べないとお腹が空いてしまうので、食事の量を単純に減らすということは難しい。何かの摂取量を減らすと、その代わりに何かほかのものを食べることで空腹にならないようにする傾向があるのだ。糖質制限ダイエットをしている人の中には、肉などのたんぱく質の摂取量を増やすことで満腹感を得ている人も多いが、肉は食べすぎると大腸がんのリスクを増やしてしまうなど健康に悪影響がある。そもそも、不溶性の食物繊維が豊富に含まれる「茶色い炭水化物」の摂取量が減ること自体も、大腸がんのリスクを上げる原因になる。見た目がスリムになれるのであれば大腸がんのリスクが上がってもよいと思っている人は少数派だろう。多くの人は、このような「諸刃の剣」のダイエット法ではなく、がんのリスクを上げることなく痩せたいと思っているはずだ。

そこで「茶色い炭水化物」の出番である。**白い炭水化物を茶色い炭水化物に置き換え**

図4　糖質制限ダイエットは短期的には減量に有効

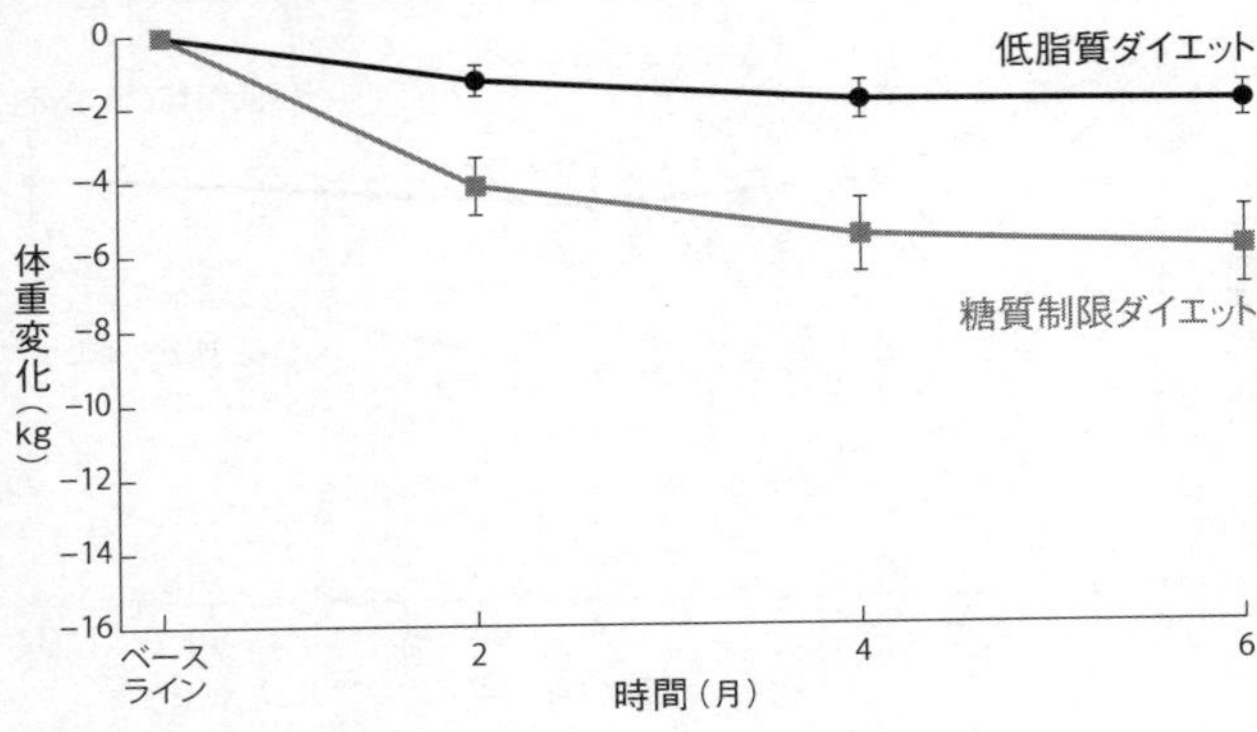

出典：Samaha FF. 2003

ることで、健康に良い効果があるだけでなく、ダイエットになることも研究結果から分かっている。

糖質制限ダイエットはリバウンドする

糖質制限は比較的すぐに減量を実感できるので、良いと信じている人が多い印象がある。しかし、そもそも**糖質制限ダイエットによる減量効果は一時的であり、長期的に維持することが難しい**ことはあまり知られていない。

炭水化物の摂取量を控える糖質制限と、脂質の摂取量を控える低脂質ダイエットを比較した研究[*4]がある（上の図4）。その結果を見ると、たしかに6か月までの短期的な追跡においては、糖質制限ダイエットに

図5　糖質制限ダイエットの長期的な減量効果は示されていない

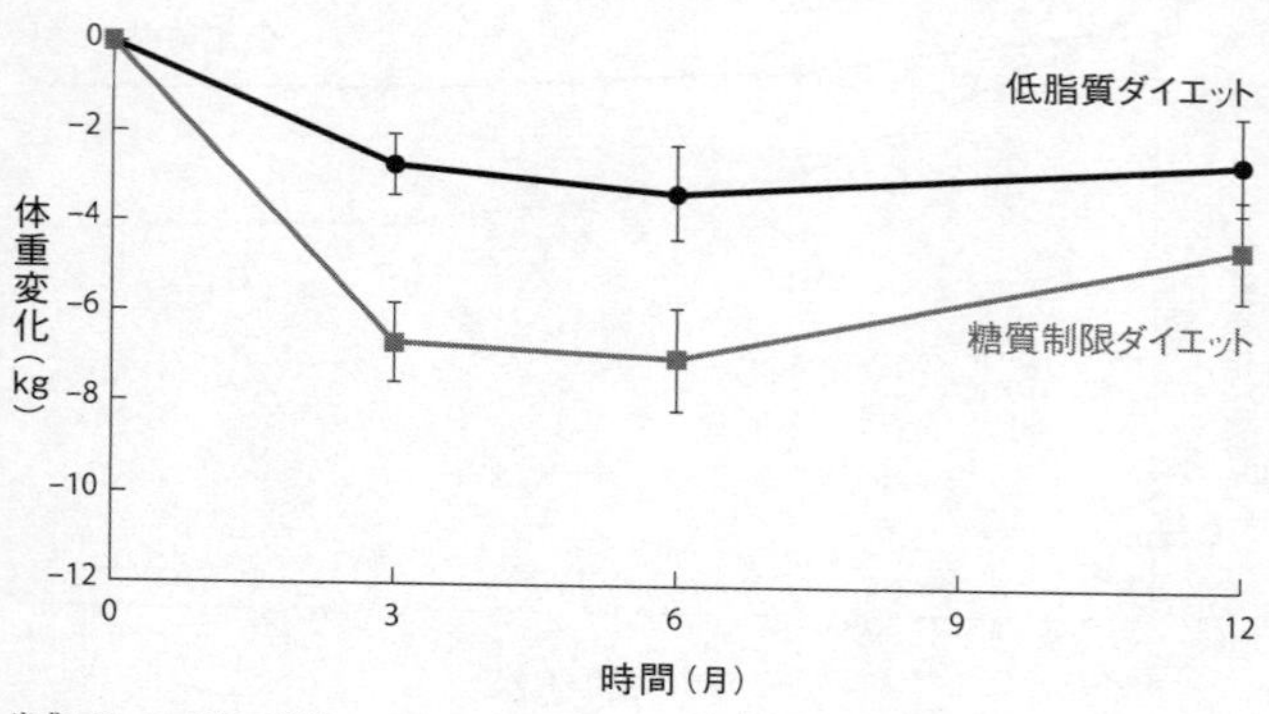

出典：Foster GD. 2003

表1　糖質制限ダイエットは、低脂質ダイエットと比べて副作用が多い

	糖質制限ダイエット	低脂質ダイエット	P値
便秘	68%	35%	0.001
下痢	23%	7%	0.02
頭痛	60%	40%	0.03
口臭	38%	8%	0.001
筋けいれん	35%	7%	0.001
筋力低下	25%	8%	0.01
発疹	13%	0%	0.006

出典：Yancy Jr. WS. 2004

軍配が上がることが分かる。

しかし1年経つと、この2つのグループの間での違いはほぼなくなってしまった[*5]（前頁の図5）。

さらにデータを見てみると、1年後の段階で両群とも約4割の人は継続できず脱落していることが分かる。つまり、**糖質制限ダイエットは長期的に続けることが難しい食事法**と言える。

糖質制限ダイエットは、低脂質ダイエットと比べて副作用も多い食事法だ。やはり不溶性の食物繊維の摂取量が減るので、**約7割の人が便秘になり、6割の人が頭痛を経験する**と報告されている[*6]（前頁の表1）。多くの副作用のあるダイエット法なのである。

これらを総合的に判断すると、糖質制限ダイエットは医学的にはあまりおすすめできない食事法であると言っても良いだろう。

茶色い炭水化物・玄米のパワー

玄米には色々なメリットがあることが複数の研究で報告されている。

例えば、被験者が少ない研究であるが、インドで行われた実験[*7]では、**白米と比べて玄米では血糖値の上昇を約20％減少**させた。玄米が糖尿病のリスクを下げたり、ダイエットに有効なのは、血糖値の上昇のスピードが緩やかになるからだと考えられている。玄米の外皮（正確には酒粕）を摂取することで腹囲が減ったという韓国で行われた実験結果もある。[*8]

日本で行われた実験[後注1]では、白米を玄米に変えると血糖値とインスリン分泌量が減るだけでなく、**血管内皮の状態も改善**すると報告されている。

食事を変えるというのはなかなかハードルが高いものであるが、日頃の白米を玄米に変えるというだけであれば実行可能だと感じる人も多いだろう。いきなり全て変えるのは難しいという人には、まずは1日のうち1食だけ白米を玄米に変えるというのでも良い。この方法は空腹をがまんするわけではないので、長く続けることが可能だろう。それだけで、短期的にはウエストが細くなったり便通が良くなることが実感できると思われる。そして長期的には、糖尿病、脳梗塞、大腸がんなどのリスクが下がる（これは目に見える変化ではないものの、リスクは確実に下がっている）。玄米が食べにくいという人には、私は寝かせて発酵させた**寝かせ玄米**をおすすめしている。

玄米には毒（フィチン酸やアブシシン酸）があるので発芽させないと身体に悪いという説を聞いたことがある人がいるかもしれない。しかしそれはエビデンスの乏しい都市伝説だ。昔、動物実験レベルでアブシシン酸が健康に悪影響があるかもしれないという報告があり、どうやらそれが真実であるかのように広まってしまったようだ。果物から抽出されたアブシシン酸の経口投与によって、高血糖や高インスリン血症が改善したという研究結果もあり[＊9]、アブシシン酸はむしろ健康に良いものである可能性があるということで現在研究されているくらいなのだ。

玄米に含まれるヒ素が心配という人がいる。たしかにヒ素の含有量は白米よりも玄米の方が多いとされている。ヒ素が心配な人は、まず沸騰したお湯に玄米を5分間入れた後に、新しい水で炊飯すると効果的に取り除けると報告されている[＊10]。こうすれば、ヒ素の心配をすることなく、糖尿病や大腸がんのリスクを下げることができる。

運動だけで痩せることは難しい

それでは運動はダイエットにどれくらい有効なのだろうか。読者の中には、食事をあまりがまんしたくないので、食事はそのままにして運動量を増やすことで痩せようとしている人もいるだろう。しかし、**食事制限をせずに運動のみで体重を減らすことは難しい**ことが研究から分かっているのだ。

80の研究を統合して評価した研究[＊11]によると、食事制限および食事制限と運動の併用は体重減少に効果的であったものの、（食事制限を伴わない）運動のみではほとんど体重減少が認められなかった（次頁の図6）。

図6　ダイエットの手段と体重減少

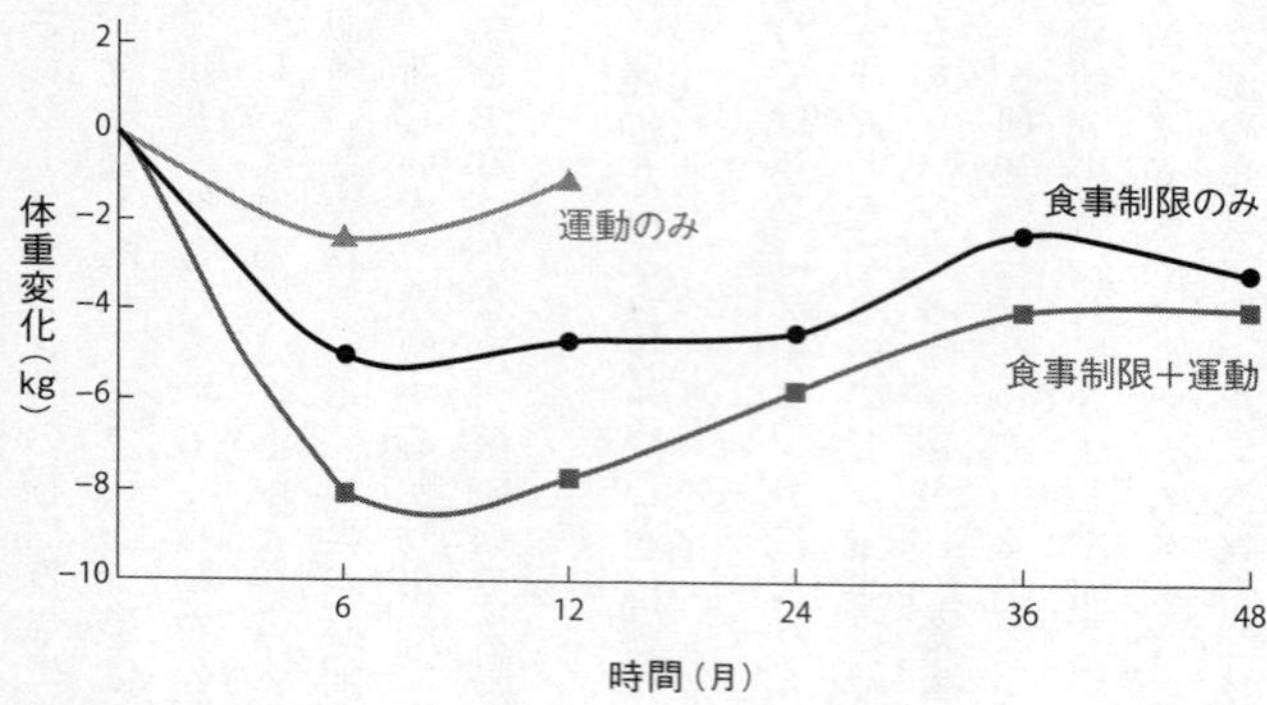

出典：Franz MJ. 2007

なぜ運動はダイエットにそれほど寄与しないのだろうか。

医学の世界でも昔から、体重が増えるか減るかは摂取カロリーと消費カロリーの差で決まると信じられてきた。脂肪1kgが9000kcal、脂肪細胞の8割が脂質で、残りの2割は水分やその他の物質なので、脂肪1kgを減らすには、7200kcal消費する必要があると言われてきた。

しかし、**実際には人間のカロリー消費の多くは基礎代謝（生命活動を維持するために、何もせずにじっとしていても消費するカロリー）や食事に関係する代謝（食事の咀嚼、消化、吸収によって消費されるカロリー）であり、運動によって消費されるのは全体の10～30％にすぎない**のである。人間が摂取するカロリーは全て口から入るものであるため、100％自分でコントロールできるものの、消費するカロリーは全体のわずか10〜30％しか私たちにはコントロールできないことを意味する。

私たちの多くは日中の多くの時間を座って過ごしているため消費カロリーが少なく、もっと身体を動かすことができれば消費カロリーは増えると思っているが、その考えは間違っている可能性が指摘されている。タンザニア中北部の先住民族であるハヅァ族の代謝を調査した研究[*12]がある。ハヅァ族は狩猟採集民族であり、日常的にかなり身体活動量が多いため、消費カロリーも多いというのが研究の仮説であった。しかし実際に測定してみると、ハヅァ族と欧米人の消費カロリーは変わらなかった。**消費カロリーの大部分は基礎代謝であるため、身体活動量を増やしても消費カロリーはあまり増えないこと**が示唆されたのだ。

運動をすると基礎代謝が落ちる

消費カロリーが運動で増えた時に、摂取カロリーが変化しなければ理論上は痩せるのだが、実際にはこの2つは独立した関係ではない。一般的に**運動をするようになるとお腹が空くようになり、食事の量が増え、摂取カロリーが増える傾向**[*13]**がある。**さらには、運動をするようになると、身体を休めるために横になって休む時間が増えるなど、日常生活の身体活動量が減る可能性[*14・15]も示唆されている。

さらには、**運動をすることで、基礎代謝が落ちてそれ以上エネルギーがマイナスの状態にならないようにストップするメカニズムが働く**ことが分かってきた[*16]。原始人は飢餓によって命を落とす危険性が高かったように、人類の歴史上ずっと摂取カロリーが足りない状態が続いていた。飽食の時代になって摂取カロリーの方が消費カロリーよりも多くなったのはつい最近のことである。カロリーバランスがマイナスの状態が長く続くと、生命の危険があるため、人間の身体は自然と基礎代謝を落とすことでカロリーバランスを保とうとすると考えられている。

食事制限をせずに運動のみで痩せるのは不可能なのだろうか？　必ずしもそうでないものの、**運動のみで痩せるにはかなりの運動量が必要**になるのだ。例えば、52名の肥満男性を対象とした実験[*17]の結果によると、運動のみのグループの体重減少は、食事（カロリー）制限したグループと同等に有効であった。しかし、この研究における運動のみのグループでは1日あたり60分（700kcal）の運動が行われ、これは一般的に推奨されている週150分間の運動（健康維持のために推奨されている運動量に関してはRULE3を参照）よりかなり多い運動量であった。

似たような研究結果は複数存在しており、これらの結果を受けて、米国スポーツ医学会と米国糖尿病学会は「運動のみで体重減少を達成しようとするのならば1日60分以上の運動が必要である可能性がある」という共同声明[*18]を発表している。

ダイエットに成功したとしても、**一度減った体重を維持するためには、かなりの運動が必要である**と複数の研究結果[*19]から分かっている。具体的には体重1kgあたり11~12kcal／日の運動量が必要[*20]になる。

筋トレより有酸素運動

運動の種類によって体重への影響も異なる。有酸素運動と筋肉トレーニングを比較した実験の結果[*21]によると、**有酸素運動をしたグループの方が8か月後の体重減少が大きかった**。さらに有酸素運動と筋肉トレーニングをセットでやったグループの体重変化は、有酸素運動のみをしたグループと変わらなかった。この研究でも体重は少ししか減らず、運動だけで痩せることの難しさを表している。

しかし、**体重を減らせなくても、運動をすることで筋肉量が増えるなどで腹囲が減って見た目がスリムになるという効果は期待できる**。さらには、RULE3でも説明したように、運動することで糖尿病、高血圧、認知症などのリスクが下がり[*22]、健康で長生きできるようになる。

このように運動には様々なメリットがあるので、ぜひ積極的に日々の生活に取り入れてほしいのだが、体重を減らすという意味では効果は限定的である。逆に言うと、運動を始めてもなかなか体重が減らないからといって意味がないと諦めないでほしい。様々な健康上のメリットがあり、それはあなたの人生をより良いものにしてくれるのだから。

RULES

カロリーの量より質が大切

糖質制限ダイエットは身体に悪いだけでなく、リバウンドする可能性が高い

運動はダイエットへの効果は限定的。しかし健康増進効果はあるので運動は重要である

COLUMN 2

メタボ健診

メタボ健診で本当に健康になれるのか

読者の皆さんはメタボ健診を受けているだろうか？

メタボ健診の結果を受けて、生活習慣を見直した人もいるだろう。健診の直前ににわかに厳しい食事制限をしたり運動をしたりすることで、どうにかよい数字を達成したものの、その直後にリバウンドしてしまった経験のある人もいるかもしれない。

これだけ多くの人が一喜一憂しているメタボ健診だが、そもそもメタボ健診は本当に私たちの健康増進に役立っているのだろうか？

日本語には2つの異なる「ケンシン」がある。**「健診（健康診断）」は肥満や高血圧など、幅広い生活習慣病のリスク因子の早期発見を目的としたもの**である。一方で、**「検診」は、がん検診のように特定の病気を早期発見することを目的としたもの**である。

前者の「健診」の1つであるメタボ健診は、二〇〇八年から始まった全国規模の新たな保健事業で、正式名称は「特定健康診査・特定保健指導」という。その最大の特徴は、メタボリックシンドローム（内臓脂肪が多く、糖尿病や高血圧などの生活習慣病になりやすい状態のこと）にターゲットを絞った健診・指導を実施することである。二〇一七年のデータでは、日本全国で約5400万人がメタボ健診の対象となっており、そのうち53％の約2900万人が実際に受診している。

メタボ健診では、腹囲とBMIを測定し、それに加えて血液検査による血糖やコレステロールの値、血圧、喫煙歴を用いて健康へのリスクを評価する。そして、そのリスクに応じて、①情報提供、②動機付け支援（個別面接またはグループ支援を原則1回行い、6か月後に評価を行う）、③積極的支援（医師や保健師による3か月以上の継続的な指導を行い6か月後にその成果を評価する）の3つのうちのいずれかの介入が行われる。結果として、受診者の生活習慣の改善や病院での治療を通じて、健康増進効果を生むことが期待されている。

しかし驚くべきことに、**メタボ健診による健康増進効果はゼロ、もしくはあったとしても極めて小さい**ものであると報告されている。

厚生労働省が公表している資料には「健診を受けた人の方が、受けなかった人よりも翌年痩せていた、もしくは医療費が低かった」というデータ[*1]が示されている。しかし、これらのデータには重大な問題がある。これらの報告では、メタボ健診を受けて、指導をしっかりと受けた人（＝健康意識の高い人）と、指導を受けずにほったらかしにしている人（＝比較的、健康意識の低い人）を比べており、実際にはメタボ健診の効果ではなく、健康意識の違いの影響を見ているに過ぎない可能性があるのである。よって、これらの報告はエビデンスと呼べるほど信頼性の高いものではなく、メタボ健診の健康への影響を評価するための判断材料としては不適切であると言える。

世界に目を向けると、日本のメタボ健診のような生活習慣病に対する健診が健康に与える影響に関して、もっと質の高い研究が行われている。

健診に関しておそらく最も有名な研究は、北欧デンマークのコペンハーゲンの郊外で実施された実験[*2]である。この実験では、約6万人の30〜60歳の住民を、健診を受けるグループ（約1万2000人）と受けないグループ（約4万8000人）に割り付けた。健診を受けるグループの人には、各種検査に加えて、リスク評価、複数回にわたる生活習慣に関するカウンセリングが提供された。これらの集団は10年間追跡され、健康状態を評価された。

驚くべきことに、この研究の結果、**健診（＋カウンセリング）を受けたグループと受けなかったグループの間で、心筋梗塞や脳梗塞のような動脈硬化による病気の発生率や死亡率の違いは認められなかった**（95頁の図1）。

健診（指導を伴うものと伴わないものを含む）の効果に関して、二〇一九年には複数の研究を統合して評価した研究も行われている。[*3]合計15の研究（被験者の総数は25万1891名）を統合した解析の結果、全死亡率、心筋梗塞や脳梗塞による死亡率、虚血性心疾患や脳卒中の発生率のいずれに関しても、健診を受けたグループと受けていないグループの間で差が認められなかった。

こういった話をすると、これらはメタボ健診に類似した海外の健診の事例にすぎず、指導を受けたら生活習慣を変える真面目な日本人の場合は違う結果になるのではないか、と考える人もいるかもしれない。日本のメタボ健診が健康へ与える影響に関する研究は今まで4つ行われているのだが、その中で研究の質が高く、研究結果が信頼できると思われる2つの研究を紹介する。

1つ目は、筆者らの研究チームが二〇二〇年に行った研究[*4]であり、メタボ健診後の保健指導を受けることでどれくらい健康状態が変わったか検証した。メタボ健診では、腹囲がカットオフ値（メタボに該当するかどうかを分ける値）よりも太いとメタボと診断され、保健指導を受けるよう推奨される確率が高くなる。この腹囲のカットオフ値は、男性の場合は85㎝、女性の場合は90㎝である。この腹囲のカットオフ値のすぐ下とすぐ上（男性であれば84㎝の人と86㎝の人）では、保健指導を受ける確率は大きく違うにもかかわらず、（腹囲のカットオフ値が恣意的に選択されたものであり、この周辺で健康リスクが急変しているわけではないため）健康への意識などその他の要因はほとんど同

図1 デンマークで行われた実証実験では、健診による健康改善は認められなかった

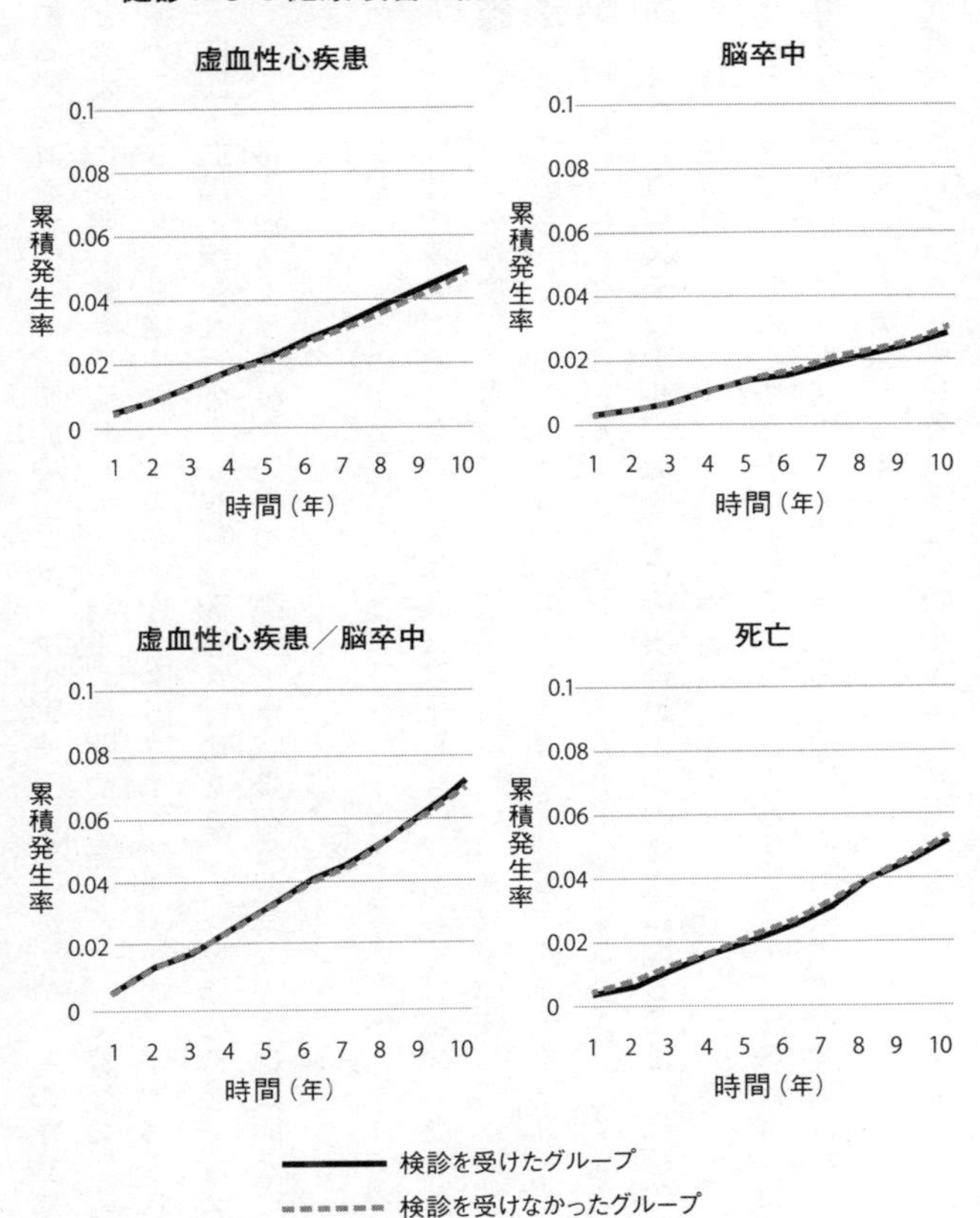

出典：Jørgensen T. 2014

じである。それを利用して、腹囲のカットオフ値の直上と直下の人で、その後健康データがどのように変化したか検証した。その結果、腹囲や体重などでごく軽度の改善（体重マイナス290g、BMIマイナス0・10、腹囲マイナス3・4㎜）が認められたものの、**血圧・血糖・脂質などのデータには改善を認めなかった。**肥満の改善を認めたといっても、改善率があまりに小さいため、臨床上意味のある改善なのかは疑問という結論であった。

2つ目は、学習院大学の鈴木亘（すずきわたる）氏らが二〇一五年に行った経済学の研究[＊5]がある。その結果、**特定保健指導の対象となっても腹囲は変化しない、もしくは減少したとしても年率換算で0・3％程度に過ぎない**という結果が得られた。BMIに関しては、統計的に有意な差が認められたものの、その効果の大きさは年率換算で約0・4～0・5％と小さいものであった。またHbA1c（過去1～2か月の血糖値の平均値を表す）、**中性脂肪、HDLコレステロール、血圧などの検査データの結果に関しては、指導の効果は認められなかった。**

異なるデータおよび解析手法を用いているにもかかわらず、この2つの研究はほぼ同じ結果となっている。メタボ健診の保健指導に関しては、その健康改善効果はかなり小さい（もしくはない）と考えてもよいだろう。

保険者が負担している総事業費は、二〇〇八～一一年度の4年間で約2269億円に達していると推計[*6]されている。そして国費負担だけでも年間200億円以上の税金が投じられている。血液検査のデータや血圧の改善が認められないにもかかわらず、BMIをごくわずか減少させるために、これだけ巨額の保険料や税金を使い続けることが果たしてよい政策なのか、再検討する時期にきているのではないだろうか。

RULE
5

お酒、タバコ

お酒

お酒は健康に良いのか、悪いのか

お酒を人生の楽しみにしている人は多いだろう。お酒を飲むことで楽しい気分になってストレス発散になる人もいれば、気の置けない友人とワイワイお酒を飲む雰囲気が好きな人もいるだろう。仕事の種類によっては会社の同僚や取引相手と毎晩のようにお酒を飲んでいる人もいるだろう。その人たちにとっておそらく心配の種の1つが「お酒は身体に悪いのか？」ではないだろうか。

お酒、すなわちアルコールに関しては、健康に悪いという話もあれば、少量ならばむしろ健康に良いといううわさもあって、本当のところどうなのか分からないと困っている人も多いようである。実はそれには理由がある。複数の研究結果から今のところ2つのことが言えるのだが、この2つが相反するため、このようなはっきりしない結論になってしまうのだ。**脳梗塞や心筋梗塞などの動脈硬化で血管が詰まる病気に関しては、アルコールは大量であればリスクが上がるが、少量であればリスクはむしろ下がる**と報告されている。その一方で、**がんに関してはアルコールは少量であってもリスクが上がる**

(飲む量が増えるほどリスクが高くなる)ことが明らかになっている。このように病気の種類によってアルコールの影響が異なるため、アルコールは「少量なら良い」という情報と「少量でも健康に悪い」という情報が混在しているのである。それではもう少し詳しくアルコールに関して何が分かっているのか見てみよう。

少量ならば脳梗塞や心筋梗塞を減らす?

そもそもアルコールが少量ならば健康に良いのではないかという話は、フランス人の食生活に関するある現象から来ている。脂肪の摂取や喫煙が動脈硬化を招いて脳梗塞や心筋梗塞を起こすことは昔から知られていた。ところが、フランスではバターなどの健康に悪い脂肪をたくさん摂取し、喫煙率も高いにもかかわらず、近隣諸国よりも心筋梗塞による死亡者が少ないことが知られており、これが「フレンチ・パラドックス(フランス人の逆説)」と呼ばれていた。フランス人はワインの摂取量が多く、これが健康に良い働きをしているためこのような現象が見られるとする仮説がここから生まれた。

その後、複数の研究でアルコールは少量であれば動脈硬化を原因とした病気によって死亡する確率を減らす可能性があると報告され、これにより「アルコールは少量であれば健康に良い」と信じられるようになってきた。例えば、二〇一八年に世界的にも権威ある医学雑誌である『ランセット』に掲載された論文で[*1]、今までに行われた83の研究結果を統合して解析したところ、**アルコール換算で週100gまでであれば脳梗塞や心筋梗塞による死亡のリスクは上がらない**と報告されている。

少し話がそれるが、ここで注意が必要なのは、アルコールで脳梗塞や心筋梗塞のリスクが下がっている（因果関係）のか、アルコールを飲んでいる人が脳梗塞や心筋梗塞のリスクが低いだけ（相関関係）なのかは実はまだよく分かっていないということである。遺伝的要因によって、アルコールが飲める人とすぐ赤くなって飲めない人がいる。アルコールを飲むと具合が悪くなる人はもちろん飲酒量が少ない。もしアルコール耐性の遺伝子を持っている人ほど脳梗塞や心筋梗塞のリスクが低いのであれば、アルコールを少量飲んでいる人ほどリスクが低くなるように見えてしまうことはあり得ると考えられている[*2]。

話を元に戻そう。アルコールは少量であれば脳梗塞や心筋梗塞のリスクを上げることはなく、研究結果によってはむしろ有益だと考えられていた。それではそれ以外の病気に関して、アルコールはどのような影響があるのだろうか？

がんのリスクは少量のお酒でも上がる

実は、**アルコールはたとえ少量でもがん（特に乳がん）のリスクを上げる可能性があ**

図1 アルコール摂取量とアルコール関連の病気になるリスクの関係

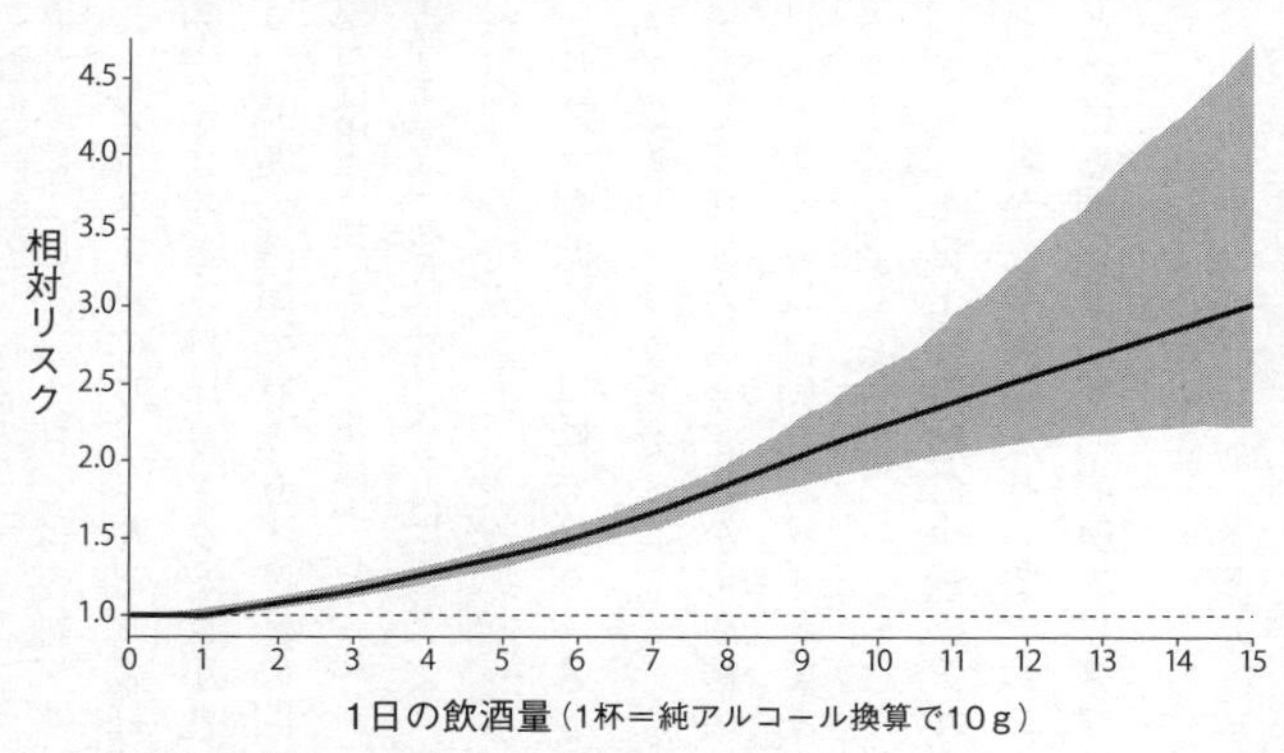

出典：GBD 2016 Alcohol Collaborators. 2018

るとされている。つまり少量のアルコールが健康に良いかどうかは、動脈硬化への影響とがんへの影響の「つな引き」で決まるということである。二〇一八年には、この2つを組み合わせると健康への総合的な影響がどうなるのかを評価した論文[＊3]が『ランセット』に掲載された。

この論文は、世界195か国で実施された592の研究を統合した大規模なもので、心筋梗塞や乳がんを含む23の健康指標へのアルコールの影響を総合的に評価したものである。

この論文に掲載された図（上の図1）を見て「あれ？」と思った読者もいるかもしれない。そう、一見すると、1日1杯ではほとんどリスクが上昇していないようなのである。

ちなみにここでの1杯とは、純アルコール換算で10gのことを指す。10gの純アルコールはグラス1杯のワインやビールに相当する。

論文によると、健康リスクを最小化する飲酒量に関して、最も信頼できる値は0杯であり、95%の確率で0~0・8杯の間に収まるという結果であった。この結果を受けて「最も健康に良い飲酒量はゼロである」と主張している人も多いが、筆者は個人的には「1杯までであればリスクは上昇しない」と解釈しても良いのではないかと思っている。

病気別で見てみると（次頁の図2）、心筋梗塞に関しては、少量の飲酒をしている人ほどリスクが低く（男性では0・83杯/日、女性では0・92杯/日の飲酒をしている人で最もリスクが低かった）、ある程度以上になるとリスクが高くなるのが分かる。

一方で、女性の場合、乳がんや結核は、少量からリスクが上昇しているのが分かる。男性のデータもほぼ同じパターンであった（男性の場合は乳がんの代わりに口腔（こうくう）がんのリスク上昇が認められた）。

つまり、1日1杯程度の少量のアルコールの場合、心筋梗塞や糖尿病のリスクが低いことと、乳がんや結核（そしてアルコールに関連した交通事故や外傷）のリスクが高いことが打ち消しあって、病気のリスクは変わらないという結果になっていると考えられる。

図2　アルコール摂取量とそれぞれの病気になるリスクの関係（女性のデータ）

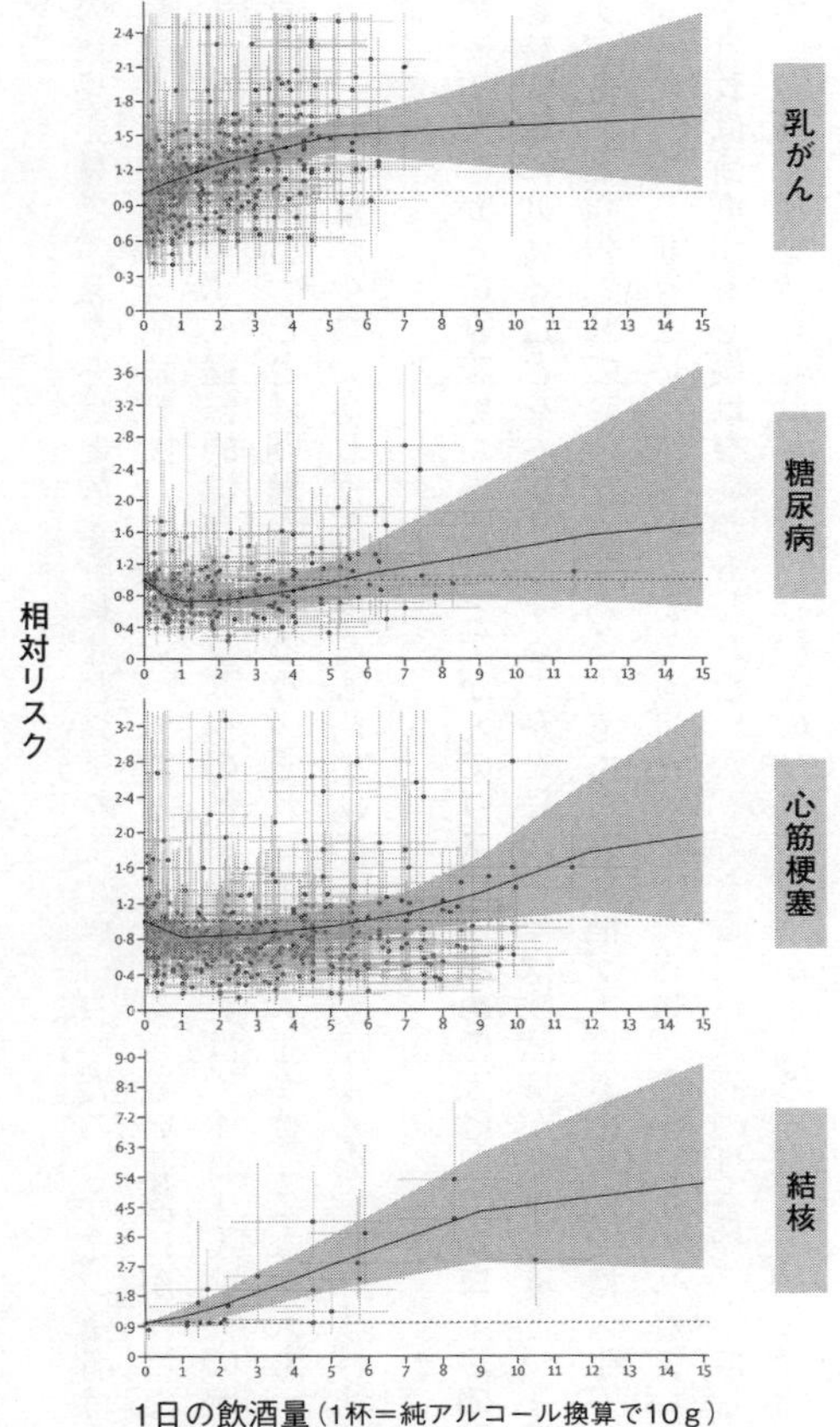

出典：GBD 2016 Alcohol Collaborators. 2018

自分の遺伝的リスクで判断する

この結果を見て、私たちはどのように生活習慣を変えれば良いだろうか？　筆者は自分のリスクなどを総合的に判断して決めるべきだと考えている。近い親族にがんになってしまった人がおらず、**遺伝的にがんのリスクの低い人であれば、1日1～2杯のお酒を「嗜むように飲む」ことは問題ないだろう**。それによって人生が豊かになる人もいるだろうし、飲酒量が少量であれば脳梗塞や心筋梗塞のリスクが下がるというおまけまでついてくる。

その一方で、**がんの家族歴があるなどでがんのリスクが高めの人は、アルコールの摂取量を最低限に抑えることをおすすめする**。がんに関しては飲酒量がゼロの場合が一番リスクが低いと報告されているからである。もちろんお酒が大好きでそれでは人生がつまらなくなってしまうという人もいるだろう。そういった人は、医師に止められているのでなければ断酒する必要はないかもしれないが、できるだけ飲酒の量を控えめにしてほしい。お酒は量を減らせば減らすほどがんのリスクが下がると考えられるからである。

RULES

少量のお酒を飲む人は脳梗塞や心筋梗塞のリスクが下がる

がんのリスクは少量の飲酒でも上がる

家族の病気歴などから自分の遺伝的リスクを考え、飲酒量を考えるのが良い

タバコ

タバコは有害物質のかたまり

タバコが身体に悪いことはもはや自明のことと言って良い。日本も含めて多くの国では、タバコのパッケージにもその旨の警告表示を載せることが義務付けられている。例えば、日本では「動脈硬化や血栓形成傾向を強め、あなたが心筋梗塞など虚血性心疾患や脳卒中になる危険性を高めます」「肺がんをはじめ、あなたが様々ながんになる危険性を高めます」「妊娠中の喫煙は、胎児の発育不全のほか、早産や出生体重の減少、乳幼児突然死症候群の危険性を高めます」と明記されている。RULE2で示した**IARCの発がんリスク評価でもグループ1「発がん性がある」に分類されている。**

しかし、ネットや週刊誌などで、「日本は喫煙率が下がっているにもかかわらず、肺がんの死亡率が上がっている。だからタバコで肺がんになるというのは嘘だ」という話を目にしたことがある人もいるのではないだろうか。

たしかに喫煙率が下がっているのに肺がんの死亡率は上がっているので、タバコと肺がんは関連がないように見える（次頁の図1上のグラフ）。しかしそれは誤解である。日本は急速に高齢化しており、その影響で肺がんによる死亡率は上がってしまうのだ。

図1　喫煙率と肺がん死亡率（日本人男性）

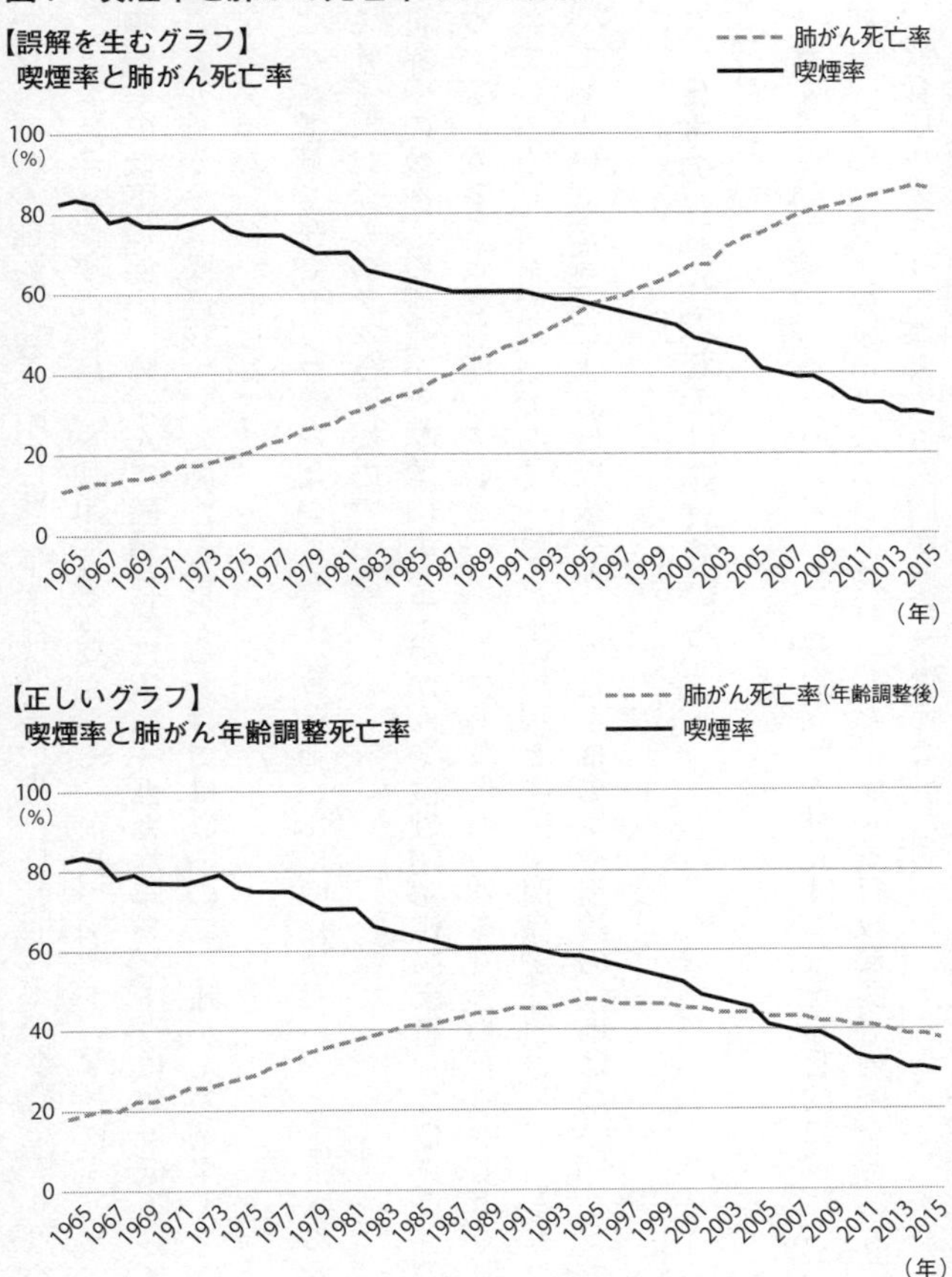

出典：国立がん研究センターがん対策情報センター／JT全国たばこ喫煙者率調査

高齢化の影響を排除するためには、年齢構成を補正（統計的にその影響を取り除くこと）した「年齢調整死亡率」を使用する必要がある（前頁の図1下のグラフ）。**喫煙率の低下に伴い、肺がん年齢調整死亡率は一九九六年をピークに年々低下している**ことが分かる（喫煙後すぐに肺がんになるわけではないので、肺がんの発症までに約30年のタイムラグが生じる）。

この「誤解を生むグラフ」を用いて「タバコと肺がんに関係はない」と主張する人がいるがそれは全くのデタラメなのである。

世界中の数多くの研究が、**喫煙によって肺がんや慢性閉塞性肺疾患（COPD）のリスクが高くなることを証明している。**タバコはありとあらゆる有害物質の中でよく研究されているトピックの1つであり、最も健康被害との因果関係が証明されているものと言ってもよい。**主流煙による健康被害があることはもはや議論の余地はない。**

日本の受動喫煙対策は遅れている

それでは受動喫煙の方はどうだろうか。受動喫煙を防止することを目的に、二〇二〇年四月一日から改正健康増進法が全面施行された。学校や行政機関、病院などはもちろん、飲食店やオフィスなどでも屋内が原則禁煙となった。

法律が改正された発端は、二〇一七年に塩崎恭久厚生労働大臣（当時）が、受動喫煙規制を強化し、「床面積30平方メートル以下のバー・スナック等は例外とし、それ以外の飲食店は全て屋内禁煙（ただし脱煙装置などがある専用の喫煙室を設置する場合はその中でのみ喫煙可）」という案を出したことにはじまる。実は**日本は、他の先進国と比べて受動喫煙防止対策が大きく遅れている**。二〇二〇年に開催されるはずだった東京オリンピック・パラリンピックを機に、この遅れを少しでも取り戻そうとしたのである。

この案は、残念ながらその後、**タバコ産業をはじめとする既得権益層の激しい反対にあい、骨抜きにされてしまった**。その中でも特に、自民党の約２６０人もの国会議員が参加する**「自民党たばこ議員連盟」は猛反対した**。結果、数多くの例外規定が設けられ、規制は緩いものになってしまった。

そこで、**東京都は二〇一八年六月二十七日、従業員のいる飲食店を原則として禁煙とする「受動喫煙防止条例案」を議会で可決した**。国の規制と違い店舗面積に関係なく原則として店内禁煙とする条例である。国よりも厳しい規制であると言うことができるが、それでも世界的には標準的な規制である。この条例と改正健康増進法により、都内の84%の飲食店は屋内禁煙になると期待された。

しかし、シガーバーなどを想定した「『喫煙を主たる目的とするバー・スナック等』では喫煙可にできる」という**例外規定もある。さらに、これに該当するとして、通常の**

居酒屋やカフェであるにもかかわらず喫煙できる店が存在している。しかしそれは違反である。法律・条例の主旨に基づいた運用が求められている。

この法律・条例の目的は受動喫煙の防止だけではない。タバコを吸いにくくすることで、喫煙者の禁煙を促進することも企図されている。**タバコの害から全ての人を守るための法律**なのである。

受動喫煙で年間1万5000人が亡くなっている

ところで「受動喫煙による害は証明されていない」という話を耳にしたことはないだろうか？ 一部のタバコ会社はそう主張している。

しかしこれは真っ赤な嘘である。

紙巻タバコの受動喫煙がどれほど有害なのかに関しては十分すぎるエビデンスがある。二〇〇六年の米国の公衆衛生局長官（米国における公衆衛生の最高責任者である医師）の報告書によると、**紙巻タバコの受動喫煙によって肺がんのリスクは20〜30%上昇する**ことが明らかになっている。それ以外にも、**心筋梗塞、脳卒中、乳幼児の突然死症候群や喘息（ぜんそく）との関係が報告されている。**

また、国立がん研究センターの研究[*1]によると、**日本では毎年1万5000人もの人が**

図2　受動喫煙による日本の年間死亡者数

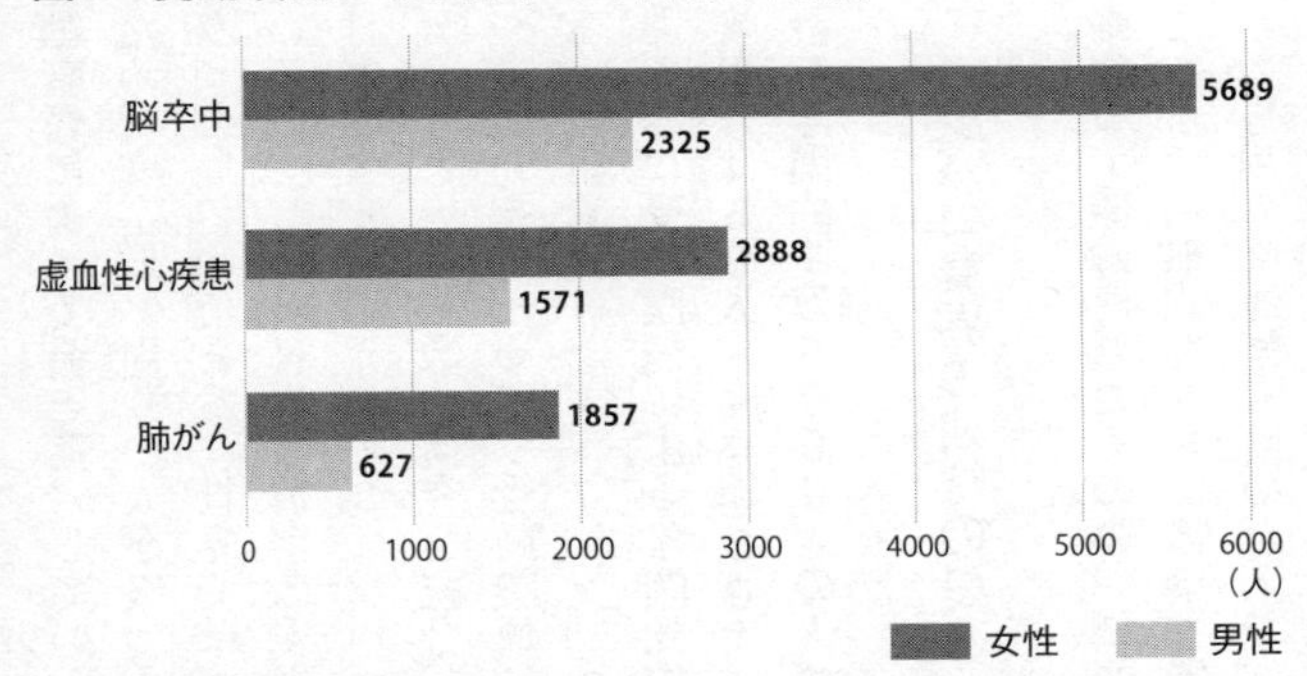

出典：厚生労働科学研究費補助金 疾病・障害対策研究分野 循環器疾患・糖尿病等生活習慣病対策総合研究事業「たばこ対策の健康影響および経済影響の包括的評価に関する研究」平成27年度報告書

図3　各国の喫煙率（男性）

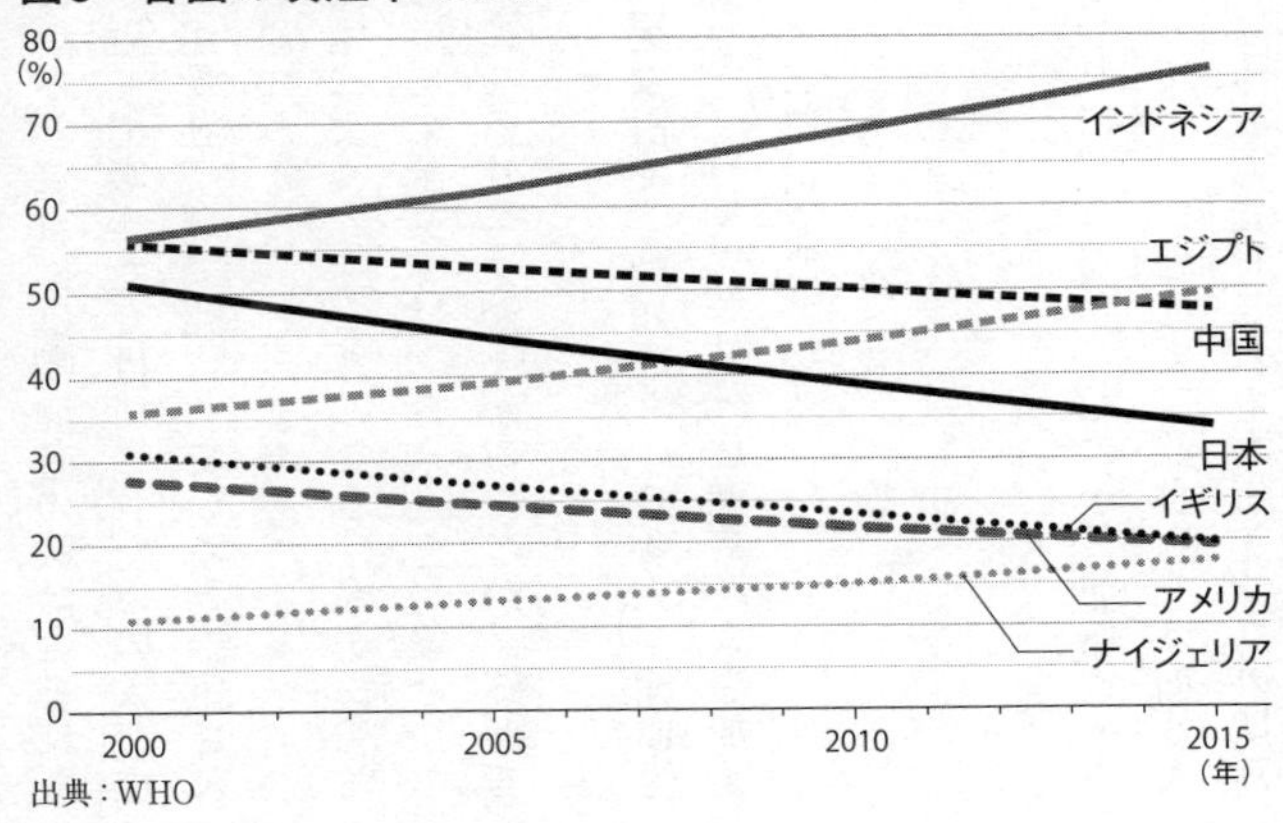

出典：WHO

受動喫煙によって命を落としていると推計されている。これには喫煙者の数は含まれないため、文字通り周りの人が吸ったタバコの煙を近くで吸っただけでこれだけの人が亡くなっているのである。世界では、年間約60万人が受動喫煙で死亡していると推定されているので、この日本の数字は妥当な値であると思われる。[*2]

日本の推定値の元の1つになったのが、受動喫煙によって肺がんになる確率が約30%上昇するという複数の研究を統合した論文である。[*3]この論文では、日本人を対象とした9つの研究をまとめて、受動喫煙によって肺がんになるリスクが上がることが「確実である」と結論づけた。[後注1]

ちなみに受動喫煙による年間死亡数推計値は、男女計で、肺がん2484人、虚血性心疾患4459人、脳卒中8014人（前頁の図2）。乳幼児突然死症候群73人も加え、合計で年間約1万5000人の人が亡くなっていると推計されている。

タバコ業界の期待の星

最後まで議論されたものの、紙巻タバコと同じ規制にできなかったのが、加熱式タバコである。加熱式タバコは健康被害が明らかになっていないとして、飲食店では加熱式タバコ専用の喫煙室も認めた上で、飲食もできるようにした。これをエビデンスの切り口で検証してみよう。

エビデンスという考え方は医療において、一九九〇年代に導入された。それまでは医師個人の経験に基づいて診断や治療方針が決められていたものの、それではあまりに医師間のばらつきが大きすぎて、患者が最良の医療を受けられていない場合が多いということで、研究結果からデータに基づくエビデンスを作り、それによって医師と患者が相談をしながら意思決定するモデルが形作られた。これを「エビデンスに基づく医療（EBM）」と呼ぶ。

エビデンスによって白黒付いている時には話はシンプルである。患者の価値観とエビデンスを総合的に判断し、患者にとって最良の医療を提供すれば良い。ただ問題なのは、エビデンスが不十分な時である。患者の病気は待っていてくれない。医師は「エビデンスがないので分かりません」と投げだすわけにもいかない。不確実性のある中でも、医師は「エビデンスが不十分なので確定的なことは言えませんが、現時点で分かっていることを総合的に判断すると〇〇ということが言えます」とその時点における最善のアドバイスをする必要がある。

加熱式タバコはまさに「エビデンスが不十分な中でどのように判断するべきか」の好例である。

その前に、まずタバコを取り巻く状況を復習しよう。**発展途上国で喫煙率が上昇する**

一方で、先進国では喫煙率は低下の一途をたどっている（113頁の図3）。よって途上国では今後も紙巻タバコの売り上げが上昇する可能性があるが、先進国ではその可能性は低い。おそらくタバコ業界は、先進国で加熱式タバコや電子タバコと呼ばれる「新型タバコ」の売り上げを増やすことがカギだと考えていると思われる。

タバコの煙に含まれるニコチンには強い依存性があるものの、それ自体には発がん性はない、あったとしても弱いと考えられている（しかし最近の研究では、発生したがんの進行速度を速めたり、再発を起こしやすくする作用がある可能性が示唆されている）。主に肺がんを起こすのは、タバコの煙に含まれるその他の発がん性物質である。しかし、タバコ会社としては、タバコさえ売れてくれればよく、消費者の健康が守られればそれに越したことはないので、より発がん性物質の量の少ない商品（ニコチンさえ含まれていれば売り上げは維持できる）を販売するというのは合理的な判断である。そうして開発されたのが「新型タバコ」だ。

新型タバコには、電子タバコと加熱式タバコがある。電子タバコは液体を加熱して発生するエアロゾル（水蒸気）を吸うものである。日本ではニコチンを含有する電子タバコ用の液体は法律で規制されているため、販売されていない。日本で販売されている電子タバコはニコチンを含まないエアロゾルを吸入するものだけである。一方で、タバコの葉を直接加熱し、発生したエアロゾルを吸入する加熱式タバコに関しては、規制が存

表1　紙巻タバコ・加熱式タバコ・電子タバコの比較表

紙巻タバコに近い ⟷ 紙巻タバコから遠い

	紙巻タバコ	加熱式タバコ	電子タバコ
商品名	セブンスター／メビウス／ケント／マールボロ 等	アイコス／プルーム／グロー	VAPE／FLEVO
原理	刻んだタバコの葉を燃焼させ、その煙を吸引する。	葉タバコを加熱することでエアロゾルを発生させる。もしくはエアロゾルにタバコ粉末を通過させ、それを吸引する。	液体（ニコチンを含むものと含まないものがある）を加熱させて発生するエアロゾルを吸引する。
日本での販売規制	特になし。	規制対象ではない。現在規制するかどうか検討されている。	日本ではニコチンを含有する電子タバコ用の液体は、薬機法で未承認の医薬品として禁止されている。よって、日本ではニコチンを含まないもののみ流通している。
受動喫煙（吸入）の健康被害	受動喫煙によって、肺がん、心筋梗塞、喘息などが引き起こされることが科学的に証明されている。	エビデンスは不十分であるが、紙巻タバコと電子タバコの中間に位置づけられるため、受動吸入による健康被害が疑われている。 FDAの諮問委員会は、アイコスが紙巻タバコよりも害が少ないというエビデンスは不十分だと結論づけ、紙巻タバコよりも害が少ないと宣伝することを禁じた（2018年1月）。	メタアナリシスで受動吸入の健康への悪影響が示唆されている。[*4] WHOや米国の医務総監が、受動吸入により健康被害があると警鐘を鳴らす。

筆者作成

在しないため販売が許可されている（現在規制が検討されている）。**ニコチンを含む電子タバコ用の液体の販売が規制されているのに、タバコの葉を加熱して吸入するのは規制対象外というのはおかしな話であると感じるのはおそらく筆者だけではないだろう。**

加熱式タバコの有害性

前述の通り、紙巻タバコの受動喫煙がどれほど健康にとって有害なのかに関しては十分すぎるエビデンスがある。[＊5] 問題は「加熱式タバコの受動喫煙」が周囲の人にどれくらいの健康被害を与えるかである。結論から言うと、エビデンスが不十分ではっきりとしたことは言えないのである。

フィリップモリスインターナショナルのアイコスが世界ではじめて販売されたのは二〇一四年のことである（世界で最初に名古屋で試験的に発売された）。まだ7年しか経っておらず、ほとんど研究が行われていないのが実態である。行われている研究の多くはタバコ会社によって研究費が提供されているものであり、中立的な立場での研究はまだ数少ない。文字通り「あまり分かっていない」のである。

加熱式タバコの「受動喫煙」に関してはエビデンスが不十分であるが、「主流煙」に関しては少しずつエビデンスが出てきている。

例えば、二〇一七年に権威ある米国の医学雑誌『JAMA Internal Medicine』に掲載された論文[＊6]によると、**アイコスの蒸気に含まれるホルムアルデヒドの量は紙巻タバコの74％であった。**ホルムアルデヒドは発がん性物質として知られている。フィリップモリスインターナショナルはアイコスは有害物質を90～95％削減したと報告していたため、この研究結果は驚きをもって受け入れられた。

実は米国で加熱式タバコの販売が許可されたのはごく最近のことである。FDA（米国食品医薬品局。医薬品や食品の販売許可や違反品の取締りなどを行う米国の政府機関）の諮問委員会は、二〇一八年一月に、**加熱式タバコが紙巻タバコよりも害が少ないというエビデンスは不十分**だと結論付け、「紙巻タバコよりも害が少ない」と宣伝することを禁止すべきだと助言したのだ。二〇一九年四月になってようやくFDAの販売許可が下りたが、その決定について米国内では議論が巻き起こっている。

加熱式タバコの副流煙は見えないし分かりにくいため、妊婦や子どもが知らないうちに受動喫煙してしまっている可能性もある。筆者は、加熱式タバコの受動喫煙の害が少ないということが明らかになるまでは、受動喫煙防止条例においては加熱式タバコを紙巻タバコと同様に扱うべきだと考えている。

筆者はいわゆる「嫌煙家」ではないため、喫煙者が他人に迷惑をかけない形でタバコを吸うという行為は認められるべきだと考えている（もちろん喫煙者たちの健康のことは心配ではあるが）。つまり、受動喫煙は「他者危害（他人に危害を加える行為）」の問題なので、きちんと規制されるべきである一方で、喫煙室で喫煙する権利は守られるべきだという意見には一理ある。もちろん、喫煙者が健康のことを考えて禁煙したいと思ったら、（禁煙外来の費用を補助する等）それを支援する仕組みが十分であることが前提条件ではあるが。

筆者は、タバコの煙（もしくはエアロゾル）から本当に有害物質を取り除くことができれば素晴らしいことだとも思っている。ニコチンだけ残して、その他の有害物質を除くことができたら、タバコ会社は売り上げを維持できるし、喫煙や受動喫煙によって健康を害する人もいなくなる。いずれにしても、目標は「タバコをなくすこと」ではなく、「タバコで健康を害して悲しむ人を一人でも少なくすること」なのだから。

RULES

紙巻タバコが有害であることに議論の余地はない

受動喫煙で年間1万5000人が殺されている

加熱式タバコのエビデンスはこれから出てくるが、エアロゾルには有害物質が含まれており、「害がない」と証明されない限り従来のタバコと同様に扱う必要がある

RULE 6

入浴

独特な日本のお風呂

日本人のお風呂好きは有名である。「入浴」というと、欧米では多くの人がシャワーで済ませるのに対して、日本人の多くはゆっくりと湯船につかって身体を温めることをイメージする人が多いだろう。身体の汚れを取り除くことだけが目的だったら、たしかにシャワーで十分かもしれない。しかし湯船につかることで身体が温まり、健康に良い影響があると考えている人も多いようである。では実際、入浴と健康の関係に関して何が分かっているのだろうか？

日本の住宅の多くには、肩までつかれる深い浴槽と、その横に広い洗い場がある。これが当たり前だと思っていると、海外旅行に行ったときに驚く。アメリカではシャワーブースしか存在しないことがしばしばで、浴槽があったとしても、浅くて半身浴しかできない。英国では深めの浴槽が使われるが、シャワーと浴槽がセットになっており、洗い場はないことがほとんどである。アメリカも英国も自動のお湯張り機能や追い焚き機能はなく、温度を自分で調節してお湯を張るが、少しずつ冷めていくので長湯には向いていない。これだけでも日本のお風呂が独特であることが分かる。

入浴回数をとってみても、日本人は無類の風呂好きであると言える。**週に1回以上浴**

槽入浴する欧米人が3割以下なのに対して、日本人は平均週5回も浴槽入浴を行っている。[*1]　また、約75%の日本人がお風呂に入るのが好きだと答えている。その風呂好きな人に理由を聞いてみると、さっぱりするという理由以外に、疲れが取れる、リラックスできる、よく眠れるなどの理由が挙がる。日本人がお風呂に入るのは、身体をきれいにするためだけでないことがよく分かる。

実は日本人の現在の入浴スタイルが確立したのは、比較的最近の話である。日本の入浴の起源は、6世紀に仏教の寺院が作善（さぜん）行為として庶民にお湯を振舞ったことにあるとされている。当時は配管設備がなく水が貴重であったため、お風呂とは蒸気で身体を温めて手拭いで垢（あか）を擦（こす）り落とし、最後に湯ですすぐという、現在で言うところのサウナに近いものであった。このお風呂は贅沢（ぜいたく）なものとされ、武士や一般庶民は普段は水で身体を洗う「行水」をしていたようである。その後、安土桃山時代の終わりに銭湯が出現したが、このころのお風呂はまだ半身浴が中心であった。肩までつかれる深い浴槽が登場したのは江戸時代の初期で、一般庶民が銭湯ではなく自宅の内風呂を楽しむことができるようになったのは、戦後の高度経済成長期になってからだとされている。

西洋では古代ローマ時代にテルマエという大浴場が繁栄し、蒸気浴だけでなく、ローマ帝国の高度な水道設備技術のおかげで湯をたたえた浴槽もあった。しかし、ヨーロッパではその後キリスト教が拡大し、キリスト教は入浴しないことを自己犠牲、敬虔（けいけん）としたため（公共浴場が風紀上問題視されたためという説もある）、浴槽入浴をする習慣がなくなっていく。ヨーロッパでは身体を清潔にするためにシャワー浴をすることが中心となり、湯船につかってゆっくり入浴するという習慣はなくなったようである。

入浴は脳卒中・心筋梗塞のリスクを下げる

入浴には健康上のメリットがある可能性が示唆されている。その1つが痛みの緩和である。例えば、線維筋痛症（身体のあちこちの広い範囲に痛みが出て、身体のこわばり、疲労感、不眠、頭痛、うつ気分などが生じる原因不明の病気）の患者において、**浴槽入浴することで痛みが緩和された**という研究結果がある。変形性関節症の患者においても浴槽入浴が痛みを改善する可能性が示唆されている。[＊2] これらの研究の質は必ずしも高くないものの、実際に症状が改善するか試してみる価値はあると考えられる。他のタイプの痛みでも浴槽入浴によって改善する可能性がある。

また、浴槽入浴には別のメリットも存在する。浴槽入浴やサウナ浴を行うと血管が拡張し、その結果として血圧が下がる。水圧によって血流も改善する。これらの作用によって、**脳卒中や心筋梗塞などの脳や心臓の病気のリスクが下がる**という報告がなされているのだ。二〇二〇年に日本で発表された研究[＊3]では、約3万人の年齢40～59歳の人を一

図1　入浴回数と脳卒中や心筋梗塞の発症率との関係

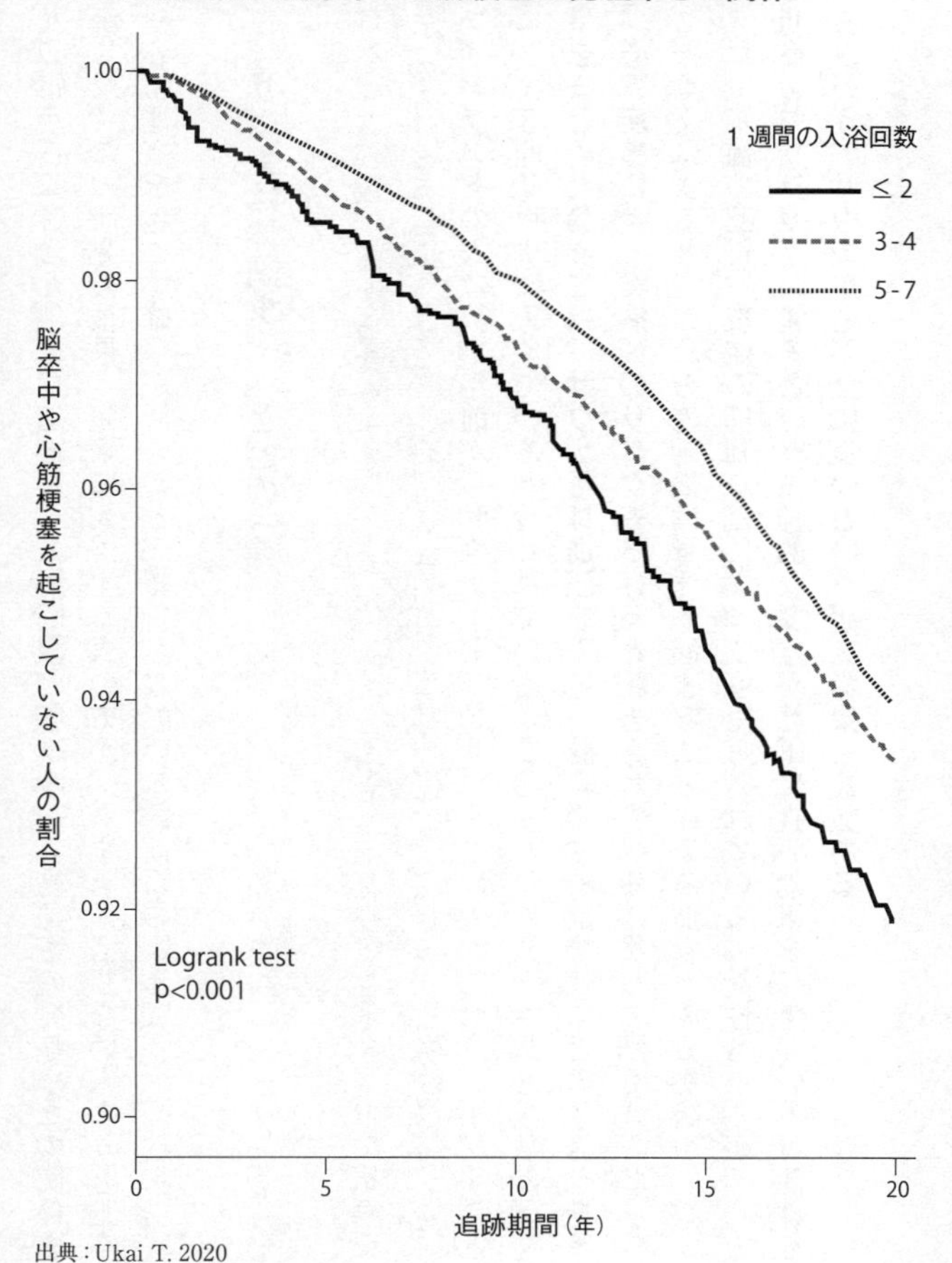

出典：Ukai T. 2020

九九〇年から二〇〇九年まで追跡し、入浴回数と脳卒中や心筋梗塞の発症率との関係を評価した。この研究の結果、頻繁に入浴する人の方が、あまり入浴しない人よりも脳卒中や心筋梗塞を起こす確率が低いことが報告されている（前頁の図1）。

サウナは体調まで「ととのう」

日本では、数年前からサウナがブームだ。サウナでとても気持ちよくなった状態を「ととのう」と言ったりする。実はサウナは体調まで「ととのう」ことが分かっている。

フィンランドの人は数千年前からサウナ（ドライサウナ）に入っており、平均すると週に2～3回サウナに入っていると言われている。二〇一八年に発表された複数の研究結果をまとめた論文[＊4]では、**サウナ浴は血圧を下げ、脳卒中や心筋梗塞などのリスクを下げ、心臓疾患による突然死のリスクも下げると報告されている**（次頁の図2A・B）。

この論文によると、これらの効果は身体が温まることによる血管への好影響や、コレステロール値の改善、炎症の抑制などによってもたらされている可能性もあるが、一方でサウナでリラックスするという精神的な要素が健康に良い効果を与えている可能性もあるという。**サウナが心不全に良いという研究結果[＊5]も複数ある。**

図2A　サウナの回数（週あたり）と心臓疾患による突然死の関係

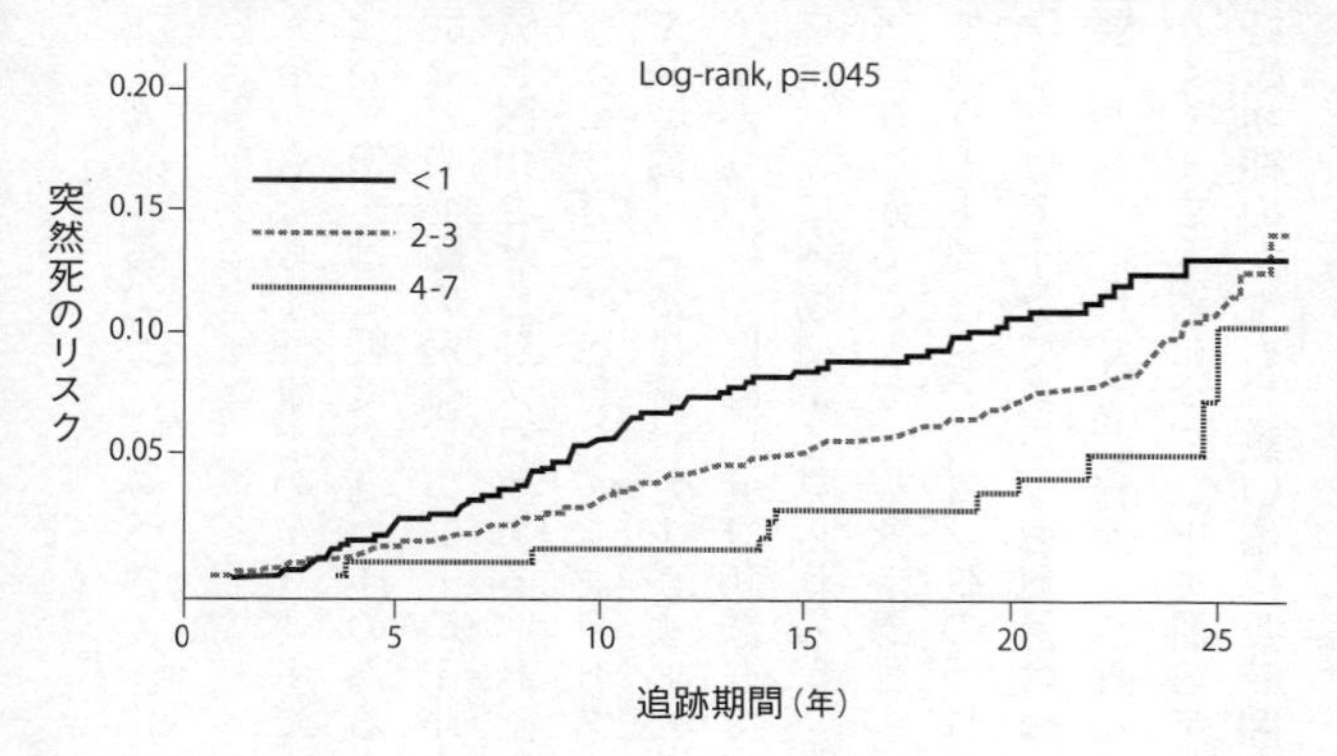

B　サウナの1回あたりの時間と心臓疾患による突然死の関係

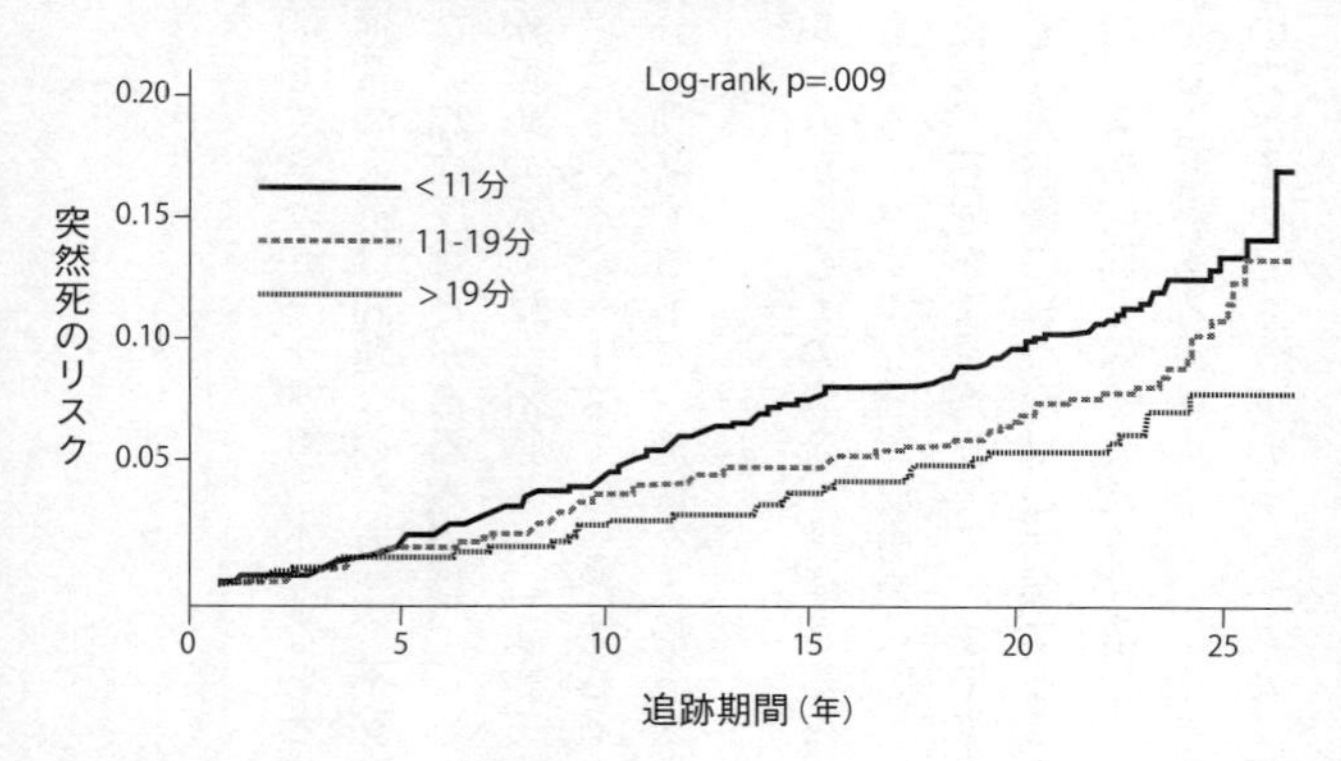

出典：Laukkanen JA. 2018

入浴を気をつけるべき人

入浴がもたらす健康上のメリットについて説明してきたが、デメリットがないわけではない。例えば、軽度の高血圧のある人ならば通常の入浴は問題ない一方で、**不安定狭心症などの心臓の病気、コントロールされていない高血圧などがある人では、これらの病気を悪化させるリスクがある。**高齢者で血圧が低めの人では、浴槽入浴によって血圧が下がりすぎて、転倒してしまうリスクもある。こういったケースでは、熱すぎるお風呂や長時間の入浴は避けた方がよいだろう。自分で判断する前に、適切な入浴方法に関してかかりつけの医師にぜひ相談してほしい。

また、特に冬場によく見られるが、乾燥肌でかゆみがある人の場合、熱すぎるお風呂に長時間つかることで、症状が悪化する可能性もある。タオルなどで皮膚をごしごし擦って洗う人も要注意である。**肌の汚れを落とすには、石鹸（せっけん）をよく泡立てて、手でやさしく洗うだけで十分である。お風呂はぬるめにして、入浴後にしっかりと保湿することが重要である。**それでも改善が見られない場合には、入浴時間を短くしたり、浴槽入浴ではなくシャワー浴にすることで肌の症状が改善することがある。

妊娠初期の女性も、熱い湯に長時間つからない方がよいとされている。一九九二年に発表された約2万3000人の妊婦を追跡調査した論文[＊6]によると、**熱いお風呂に定期的に入る習慣のある女性から生まれてくる赤ちゃんでは、神経の障害（無脳症や二分脊椎などの神経管閉鎖不全によって起こる病気）のリスクが約2・8倍高かった**と報告されている。また、感染症などによる妊婦の発熱でも胎児に障害が生じるリスクが高いという別の研究結果[＊7]も存在し、妊娠中に母体の深部体温が高くなりすぎることが胎児の健康に悪影響を与えると考えられている。安定期に入る妊娠12週までは熱い湯に長時間入ることは避けて、浴槽入浴するとしてもぬるめの湯にするのが良いと考えられる。なお、温泉や銭湯などの大衆浴場には前述に加えて感染症のリスクがあるので避けた方がよいとされている。

以上、入浴が健康にどのような影響があるのか説明した。一般的に入浴はリラックスしたり、血圧を下げてくれる効果などがあるので推奨される。しかし、健康に不安のある人や妊婦など、熱すぎるお風呂は避けた方がよい人たちもいるので、自分に合った健康的な入浴方法を実践してほしい。

RULES

入浴は痛みの緩和に効果がある

入浴で脳卒中や心筋梗塞などのリスクが下がる

不安定狭心症などの心臓の病気、コントロールされていない高血圧などがある人、妊婦は注意が必要

COLUMN 3

標準治療とは

最善で最良の治療法

「標準治療」という言葉を聞いたことがあるだろうか。

標準治療とは、エビデンスによって最善であることが示された治療のことで、健康保険が適用される。皆さんは基本的に病院でこの標準治療を医師から受けることになる。

皆さんは標準治療と聞いて、どんな印象を受けるだろうか。「普通の治療」「並の治療」「松竹梅でいうと『竹』の治療」と思ってしまう人もいるかもしれない。名前の響きからするとどうしてもそのような印象を受けてしまうのはやむを得ない。

しかし、それは誤りである。**標準治療はまさに「松」の治療であり、効果があることを徹底的に調べ抜かれている「最善」の治療なのである。**

標準治療で用いられる薬や治療法は、**現時点での医学で最高峰のもの**であり、第一選択はこれ以外にあり得ない。

標準治療には健康保険が適用されるので、結果的に私たちは安く治療を受けることができる。しかしそのせいで、「保険がきかない高額な治療法の方が効きそう」と思ってしまう人もいるかもしれない。車や電化製品などは、一般的には値段が高いものの方が質が良いからだ。しかし医療においてはこれは誤りである。

保険がきかない治療は「自由治療」や「自費治療」と呼ばれる。あるいは標準治療の代わりという意味から「代替治療」とも呼ばれる。これらは保険がきかないぶん、高額になることが多い。なのでつい「効くのでは」と期待してしまう。しかし、これらはまだ効果や副作用が科学的に検証されていないものである。すごくよく効くかもしれないし、まったく効かないかもしれない、それが不明な治療なのである。だから、国民共有の財産である健康保険のお金を出すわけにはいかず、健康保険がきかないということになる。

それだけでなく、最初から効果を検証する気がないものすら含まれる。医師がお金儲(もう)けのためにそのような自由治療を提供するケースも多く、注意が必要である。**医師の肩書があるだけで信用してはいけない。**

さらに「まだ標準治療になっていないとしても、できたばかりの最新・最先端の治療はどうなのか」と思われる方もいるかもしれない。しかし、このような治療にも注意が必要だ。効果や副作用などがきちんと科学的に検証されていないので、やはり、「効くかもしれないし、効かないかもしれない」としか言えない。そのような大前提のもと、治療を受けるかどうかを判断してほしい。

また、これらの最先端の治療は、それまでの標準治療より優れていることが臨床試験によって証明されれば、その治療が新たな「標準治療」となる。**常に「標準治療」は進化しているというわけである。**

標準治療になるためには

では、標準治療はどのように決められているのだろうか。

例えばある病気のために薬を作るとする。それが標準治療の薬として認められるためには、多くのプロセスが必要となる。

最初のステップは**基礎研究**だ。ここでは細胞実験やネズミを使った試験が行われる。いきなり人間に投与して、毒性があったらまずいからである。ネズミで効果が認められ、大きな副作用がないことも確かめられると、次のステップに進む。

次は**人間に対しての臨床試験**だ。ここでは3段階に分けて試験が行われる。

まずは、人間に害がないかを確かめるフェーズ1だ。実際に患者に投与し、どれくらいの用量・投与回数なら安全かを見るのである。この段階では、効果については詳しく評価せず、安全性を中心に検証される。

次が、少人数に試して効果があるかを確かめるフェーズ2だ。患者に対して実際に効果があるかどうかを検証する。しかし、あくまで少人数を対象にした試験なので、「薬を飲んだ後、たまたま病気が良くなった」という可能性を排除できない。

それをしっかり検証するのがフェーズ3である。ここでは、「現時点で一番有効な薬」と新薬を比較して、効果が優れているかどうかを確かめる。「たまたま」を排除するため、数百人という大人数を対象にして行う。

ここでは**ランダム化比較試験**という厳密な手法が用いられる。まず、「新薬が投与されるグループ」と「現時点で一番有効な薬が投与されるグループ」に、偏りがないように完全にランダムに振り分ける。ランダムに分けることで、この2つのグループの違いは「投与した薬」だけ、という状態を作り出すのである。

さらに、被験者本人には自分がどちらのグループか分からないようにする。そうしないと「思い込み」で良くなるプラセボ効果を排除できないからである（思い込みの力は案外強い）。それだけではない。試験をする研究者や医師にもどちらか分からないようにするのだ。これは試験をする側の「新薬が効いてほしい」という思いが態度に出て、被験者のプラセボ効果に影響する可能性があるためだ。ここまで徹底した試験を行っているのである。

この3段階の臨床試験を突破したものだけが、薬として認可され、標準治療の仲間入

りとなる。その数、なんと1万に1つである。

標準治療はエリート中のエリートと言って良いだろう。

もちろん標準治療が自由治療・代替治療より優れていることを示す研究もある。

アメリカの研究者が乳がん、前立腺がん、肺がん、大腸がんの患者に対し、標準治療を受けた人と代替治療を受けた人の5年後の生存率を比較した[*1]。結果、**標準治療を受けた人たちの方が生存率が高かった。代替治療を受けた人は、なんと標準治療を受けた人よりも2・5倍も高い死亡率になった**のである。

標準治療が認められるプロセスを考えると納得の結果であろう。

「安く受けられて効果が証明されている治療」と、「高額で効果があるかないか分からない治療」。もちろん効果がある代替治療・自由治療が存在する可能性はあるが、どちらを最初に受けるべきかは自明ではないだろうか。

RULE 7

ストレス

ストレスは本当に万病のもと？

健康を維持する上で重要な要素に、ストレスが挙げられる。職場での問題（人間関係、忙しすぎる仕事など）、家庭内の問題（家庭内不和、子どもの受験、介護問題など）、経済的な問題などにストレスを感じている現代人は多い。私たちは漠然とストレスが健康に悪い影響を与えるという印象を持っているが、ストレスと健康の関係について、科学の世界ではどこまで分かっているのだろうか。

「ストレス」とは「外からかかる力によって物質に生じるひずみ」という意味を持ち、元々は物理学の世界で使われていた言葉である。一九三六年にカナダのハンス・セリエが「ストレス学説」を提唱したことで、医学の世界でもこの言葉が使われるようになった。医学的には、外部環境からの刺激によって起こる身体や心の反応のことを「ストレス反応」、そのような反応を生じさせる原因のことを「ストレッサー」と呼ぶ。

ストレスを感じると、アドレナリンやノルアドレナリンなどのいわゆるストレスホルモンと呼ばれるホルモンが分泌される。その結果として、血圧が上がり、心拍数が増加し、血糖値が上昇する。このような身体の変化によって、人間は危機にさらされた際に素早く反応し、危険から逃げることができるようになる。

私たち人間がまだ野生動物だった時代には、天敵から狙われたときに素早く反応して逃げるため、このような身体のメカニズムは理にかなっていた。しかし、現代社会に生きる人間が日々の生活において命を狙われることはまれである。結果として現代人は、生命の危機によってではなく、人間関係や悩みなどによってストレスを感じるようになった。現代人の感じるストレスが直接命にかかわることは少ないので、おそらくそこまでストレスホルモンを分泌する必要はないのだが、野生動物だった時代の機序が未だ残っているのだと考えられる。そのようにして**過剰分泌されたストレスホルモンが、我々の健康や体調に様々な悪影響を与えている**のだ。

ストレスによって起こる身体の不調は自律神経失調症、胃・十二指腸潰瘍、過敏性腸症候群、うつ病、気管支喘息、頭痛など数多くあるが、ここでは脳梗塞や心筋梗塞などの血管が詰まる病気と、がんの2つに注目して説明する。

ストレスで脳卒中・心筋梗塞のリスクが上がる

ストレスホルモンは血圧を上昇させたり、血液を固まりやすくしたりすると考えられている。その結果、脳の血管が詰まったり破れたりすれば脳卒中、心臓の血管が詰まれば心筋梗塞となる。

40~79歳の日本人7万3424人を約9年間追跡調査した研究[*1]がある。この研究の結果、**自覚的ストレスが高い人では、低い人と比べて、脳卒中や心筋梗塞のリスクが高かった**と報告されている。**特に女性では、脳卒中・心筋梗塞になるリスクが1・5倍、それらによって死亡するリスクが約2倍高かった。**男性ではストレスとこれらの病気の関係は女性よりも弱かったものの、ストレスを感じている人ほど心筋梗塞のリスクが高い傾向が認められた。日本人男性を対象とした別の研究[*2]では、**ストレスを感じている人ほど動脈硬化が進行すること**が報告されている。

また、14の研究を統合した研究[*3]の結果、ストレスを感じている人では**脳卒中のリスクが約33%高く**、また前述の研究と同様に、男性よりも女性の方がストレスと脳卒中の関係が強いことが明らかになった。

これらのエビデンスを総合的に判断すると、ストレスを感じている人ほど脳卒中や心筋梗塞のリスクが高いと言ってもよさそうだ。さらに言うと、ストレスによるこれらの疾患のリスク上昇は女性の方がよりはっきりと認められている。

がんの発症率は上がるのか?

以前より、ストレスによってがんの発症リスクが上がるのではないかという議論がある。仮説として、ストレスホルモンによるがん細胞の増殖・転移の促進や、慢性のストレスによる免疫機能の低下、あるいはストレスによる慢性炎症によってがんになりやすくなる可能性などが挙げられている。さらには、ストレスが原因で喫煙や飲酒が増えることにより、間接的にがんのリスクが上がるという説もある。

二〇一三年、英国医師会の学会誌である『BMJ』で、複数の研究を統合した研究結果が報告された。[＊4]この研究では、ヨーロッパの12の研究をまとめ、17〜70歳の男女11万6056名を約12年間（中央値）追跡し、仕事で感じるストレスの大小と、がんの発症リスクとの関係を評価した。合計5765人が追跡期間中にがんを発症（そのうち大腸がん522件、肺がん374件、乳がん1010件、前立腺がん865件）した。解析の結果、**いずれの種類のがんに関しても、仕事のストレスとがんのリスクの間には関係性が認められなかった。**

この研究以降も小規模な研究がいくつか行われている。

二〇一六年に報告された英国人女性10万6000名を対象とした研究[＊5]では、ストレスと乳がんの発症率との関係性を検証した。この研究では、家族や近しい友人の死、本人の病気やけが、離婚など複数のストレスが評価された。その結果、**ストレスと乳がんの間には一貫した関係性が認められなかった。**

二〇一七年に報告された、1933名を対象にカナダで行われた研究[＊6]では、職場でのストレスの水準と前立腺がんの発症率との関係が評価された。その結果、65歳未満の人に限って解析をすると、職場でのストレスが高い人ほど前立腺がんの発症率が高かった。一方で、それより高齢の人に関しては関係性が認められなかった。この研究は職場でのストレスが高い人は、低い人と比べて様々な点で違っていたという問題点があったため、本当にストレスががんのリスクを高めているのか、その他の要因によるものなのかははっきりしない。

これらの研究結果を総合的に判断すると、現時点ではストレスによってがんの発症率が上がるというエビデンスはない（不十分である）と考えられる。実際に、英国のがん研究チャリティー団体であるCancer Research UKは「ストレスによってがんの発症率が上がることはない」[*7]と結論づけている。もちろん今後の研究結果によってこの結論が変わる可能性はないわけではないが、現時点ではストレスががんを引き起こすという根拠はないと言ってもよさそうだ。

それでは、すでにがんを発症している人において、ストレスががんを悪化させることはあるのだろうか？

実は動物実験レベルでは、すでにがんを発症しているネズミにストレスを与えることで、がんの増殖が速くなったり、転移が起こりやすくなったりすることが報告されている。二〇一六年に報告された研究[*8]では、前立腺がんを発症したネズミのうち、ストレスを与えられたネズミほどがんが大きく増殖した。この研究ではさらに、ストレスによってネズミの免疫機能が低下していることも明らかになった。

二〇一九年に報告された研究[*9]では、乳がんを発症したネズミにおいて、転移した部位にストレスホルモンの受容体が発現していた。がんの転移においてもストレスが影響を与えている可能性が示唆された。

注意が必要なのは、これらの研究は全て動物実験レベルであり、人間のデータを用いたエビデンスはまだ存在しないということである。人間でもストレスががんの増殖や転移に影響を与えると結論づけるにはまだ早く、今後の研究が待たれる。

ストレスとその他の病気

ストレスは脳卒中・心筋梗塞やがん以外にも、**うつ病などの精神疾患、胃潰瘍などの消化器疾患、不妊症、免疫機能にも影響を与える可能性が示唆されている。**

また、ストレスの解消方法によっても、病気へのかかりやすさや健康でいられるか否かが変わってくる。例えば、喫煙や飲酒、暴飲暴食などの不健康な方法でストレスを解消しようとすると、その結果として（ストレスが直接的にリスクを上げない病気に関しても）病気のリスクを上げてしまう。よって、**ストレスの解消方法としては、運動や、**

友人や家族との会話、メディテーション（瞑想）のような健康的なものが推奨される。

メディテーションは日本ではなじみがないものの、アメリカでは近年ブームとなっており、様々な健康上のメリットがあることが複数の研究で明らかになっているので、ストレスを感じている人にはおすすめである。

また、ストレスは独立している問題ではない。ストレスを感じると、眠れなくなったり、脂っこいものなど不健康な食事をとりたくなってしまう人も多い。つまり、ストレスは食事・運動・睡眠などのその他の健康習慣とも密接に絡み合っているのだ。よって健康を維持するためには、これらのうち1つを改善させるだけでは難しく、全てをバランスよく改善させる必要があると言えるだろう。

RULES

ストレスを感じている人ほど脳卒中や心筋梗塞のリスクが高い。それは女性の方が顕著である

ストレスによってがんの発症率が上がるというエビデンスはない

RULE 8

アレルギー、花粉症

アレルギー

免疫は万能ではない

新型コロナウイルスの影響もあり、「免疫」という言葉をよく聞くようになった。

免疫とは、人間の身体を異物から守るための機能のことである。免疫は、細菌やウイルスに対して感染を予防したり、感染してしまったときに体内からこれらを排除するという有益な役割を持っている。

しかし、残念なことに免疫は万能ではなく、必ずしも有害な異物にのみ反応するわけではない。私たちの身体にとって無害であるはずの食物や花粉などの異物が体内に侵入したときに、免疫機能が過剰に反応してしまい、その結果として、様々な症状を発症してしまうことがある。この現象を「アレルギー」と呼ぶ。

アレルギーといってもその種類や症状は様々である。食べ物で起こる食物アレルギー、皮膚に起こるアトピー性皮膚炎や接触性皮膚炎、気管支で起こる気管支喘息、花粉に対して過剰反応してしまう花粉症など、色々な種類がある。

図1　食物アレルギーによるアナフィラキシーで救急外来を受診した子どもの割合（左）とピーナッツアレルギーの発症率（右）

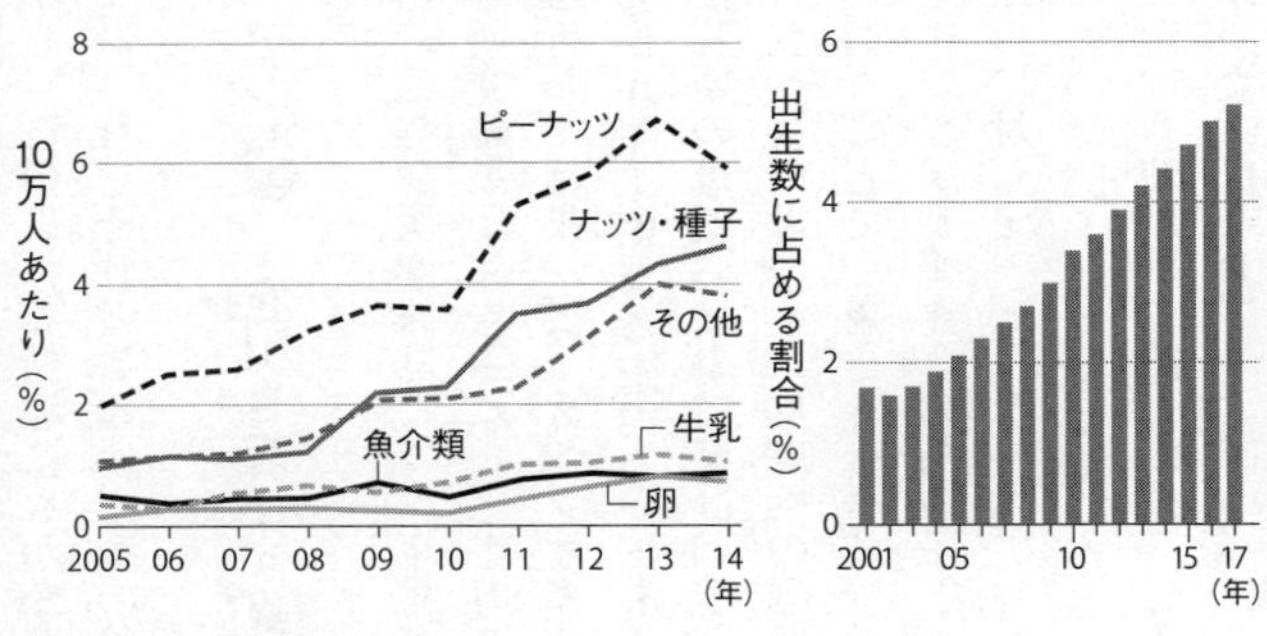

出典：Motosue MS. 2018［*1］
Lieberman J. 2018［*2］

乳幼児期にピーナッツを食べるとアレルギーになる？

食物アレルギーは乳幼児に多いことから、これまでは消化機能が未熟なうちに食べることでアレルギーになってしまうと考えられていた。このような考えから、母乳や胎盤を介したアレルゲンへの曝露（ばくろ）を防ぐ目的で、米国小児科学会は二〇〇〇年に「妊娠・授乳期の母親は食物アレルギーの原因となりやすい卵やピーナッツなどの食物の摂取を制限し、乳幼児に対しては乳製品、卵、ナッツ類、魚の摂取開始時期をできるだけ遅らせるべきである」という声明を出した。これを受けて、日本でも予防的にこれらの食物の摂取開始を遅らせる指導が普及した。

しかし、このような指導にもかかわらず、ピーナッツアレルギーを持つ子どもの数は減らなかった。それどころか、その後も年々増え続けたのである（前頁の図1）。

アレルギーを引き起こす真の原因

二〇〇三年、医学雑誌『ニューイングランド・ジャーナル・オブ・メディシン』に驚くべき研究結果[*3]が報告された。1万3971人のイギリス在住の就学前の子どものデータを解析した結果、**ピーナッツオイルを含む保湿剤を肌に塗布していた乳幼児のピーナッツアレルギーになる確率が、そうでない乳幼児より高かった**のである。一方で、妊娠・授乳期の母親の食事内容は、子どものピーナッツアレルギーのリスクと関係がなかった。食べ物ではなく、皮膚への曝露が食物アレルギーの原因になる可能性を示唆しているということで、驚きをもって受け入れられた。

ピーナッツアレルギーのある子どもの91%がピーナッツオイルを含む保湿剤を使用していたのに対して、ピーナッツアレルギーのない子どもの中でそのような保湿剤を使用していたのは53~59%に留まった（次頁の図2A）。一方で、ピーナッツオイルを含まない保湿剤の使用率に関しては、ピーナッツアレルギーのある子どもとない子どもで差はなかった（図2B）。

図2　生後6か月以内の乳児におけるピーナッツオイルを含む保湿剤の使用とピーナッツアレルギーの発症率の関係

A　ピーナッツオイルを含む保湿剤を使用していた割合

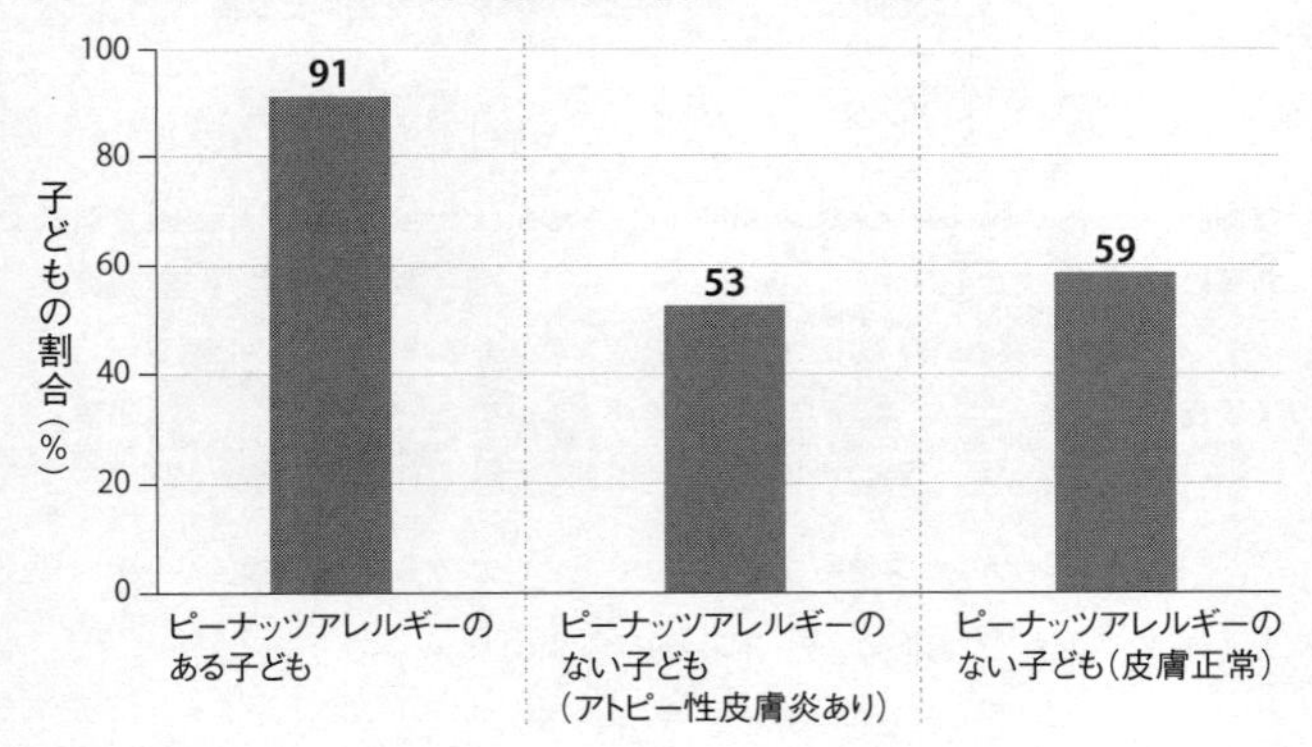

B　ピーナッツオイルを含まない保湿剤を使用していた割合

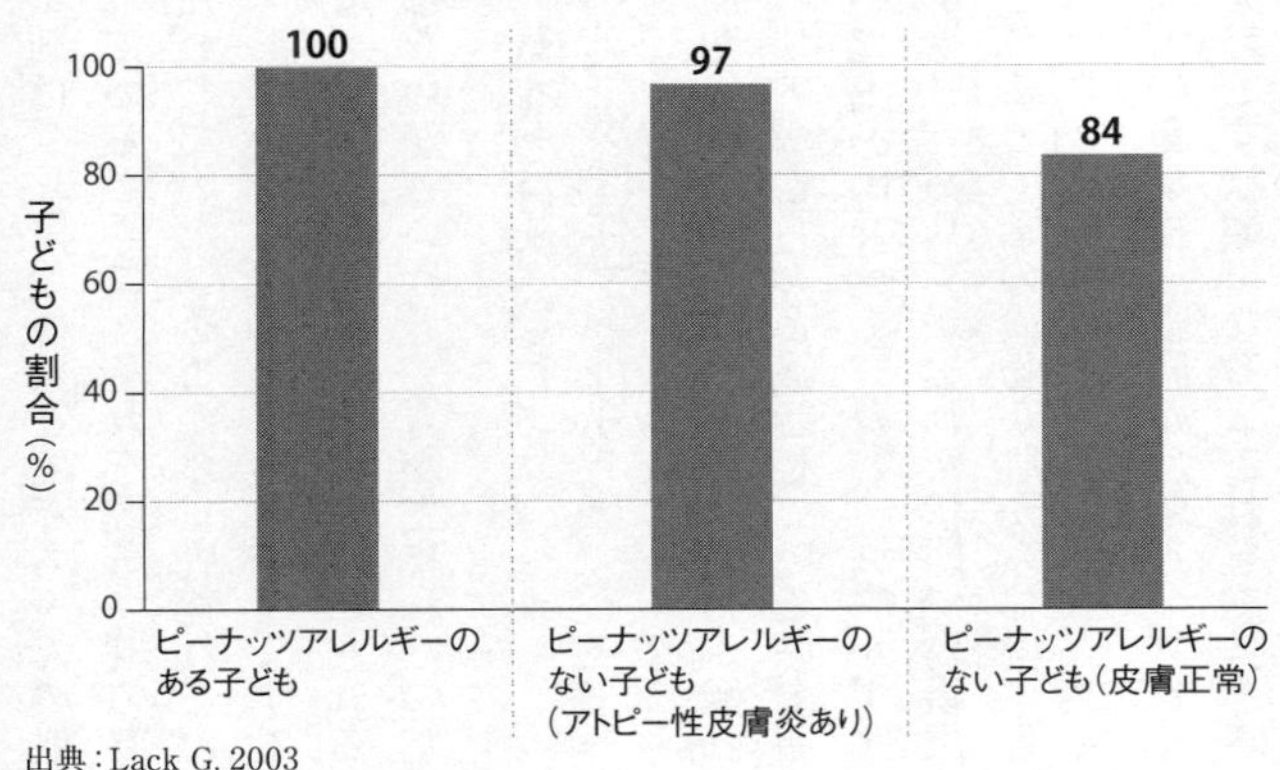

出典：Lack G. 2003

図3　異物がダメージを受けた皮膚から体内に侵入することで、食物アレルギーを発症する

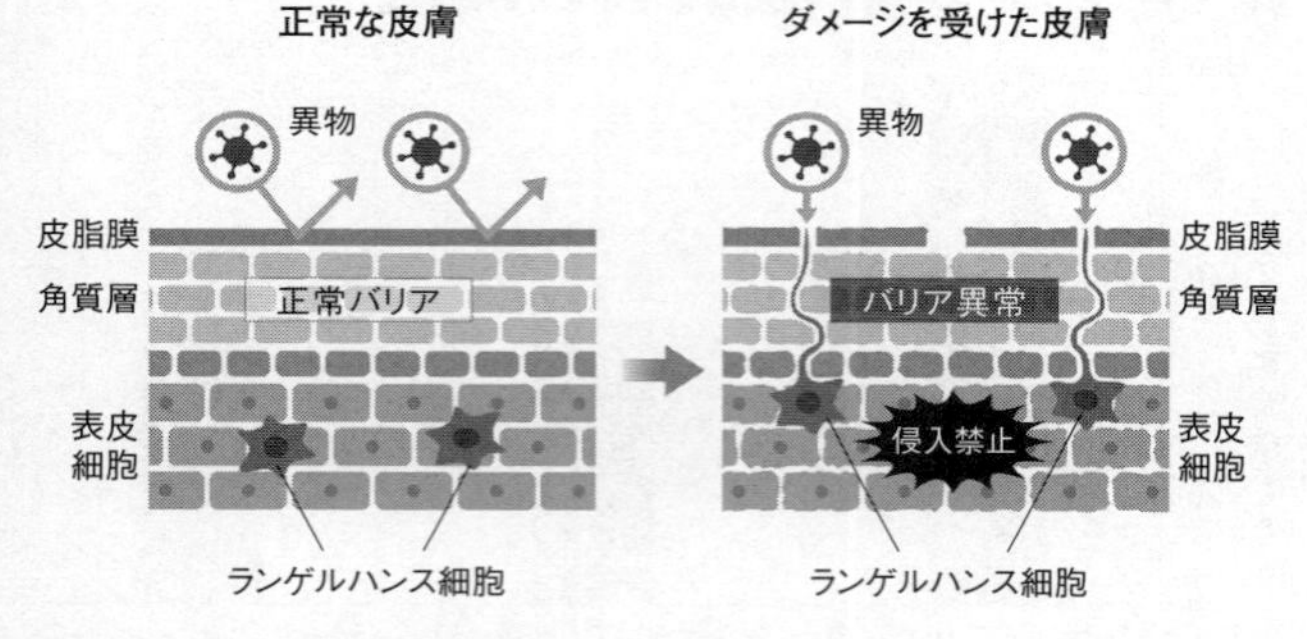

Yoshida K. 2014を元に編集部作成　Illustration by Naoki Matsuo

保湿剤は、乳児湿疹などで赤ちゃんの肌が荒れているときに、それを改善させる目的で使われていた。そこから、肌荒れなどでダメージがある皮膚から異物が侵入することで、食物アレルギーが引き起こされるのではないかという考え方が生まれたのだ。

気をつけるべき「経皮感作（かんさ）」とは？

皮膚が正常な場合には、肌に異物が触れてもバリアがきちんと機能しているので問題ない（上の図3）。一方で、皮膚がダメージを受け、バリアが破れた状態で異物にさらされると、その異物が肌から体内に侵入してしまう。[＊4] その異物にランゲルハンス細胞などの免疫担当細胞が反応し、アレルギーを起こす状態になる（これを感作と呼

ぶ）。その結果、その異物に対する食物アレルギーを発症すると現在では考えられている。このように皮膚から異物が侵入することでアレルギーになってしまうことを特に**「経皮感作」**と呼ぶ。

アトピーになる原因

また、経皮感作することで引き起こされるのは、食物アレルギーだけではない。アトピー性皮膚炎も、経皮感作が発症に関わっていると考えられるようになっている。**皮膚を健康に保ち、バリア機能を維持することで、アトピー性皮膚炎の発症を抑えることができる**というエビデンスが出てきているのである。例えば、堀向健太氏らが行った研究[*5]では、アトピー性皮膚炎の発症リスクが高い新生児１１８人を、１日１回全身に保湿剤（商品名2e［ドゥーエ］）を塗布するグループと、乾燥した部分のみにワセリンを塗るグループに無作為に割り付けた実験を実施した。その結果、**保湿剤の全身塗布によってアトピー性皮膚炎の発症率が低下する**ことが示された（次頁の図４）。

この研究の追試とも言える研究[*6]が、二〇二〇年に発表されたＢＥＥＰ（Barrier Enhancement for Eczema Prevention）研究と呼ばれるものである。英国で行われたハイリスクな新生児１３９４人を対象としたこの研究の結果、新生児期に保湿剤を積極的

図4　新生児に保湿剤の全身塗布をして、バリア機能を維持することで、アトピー性皮膚炎の発症を予防できる

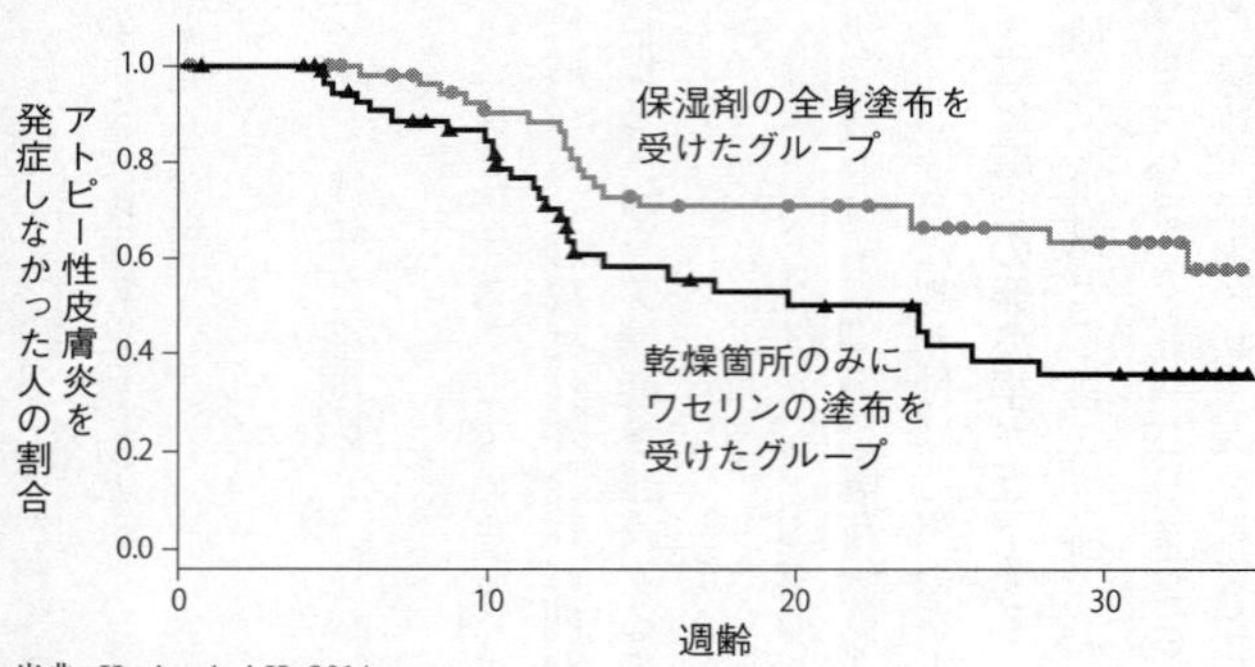

出典：Horimukai K. 2014

に利用したグループと、標準的なスキンケアをしたグループで、2歳時点でのアトピー性皮膚炎の発症率に統計的に有意な差を認めなかった。

しかしこの研究ではいくつかの限界点も指摘されている[＊7]。前述の日本の研究では保湿成分が含まれる保湿剤が使われたのに対して、BEEP研究ではエモリエントと呼ばれる保湿成分の含まれない保湿剤が使われたという違いがあった。その他にも、標準的なスキンケアをしたグループもそれなりにきちんと保湿していたことで、差が見られなくなったなどの可能性も考えられている。保湿がアトピー性皮膚炎の予防に本当に有効かに関しては今後の研究が待たれるところであるが、子どもの皮膚をしっかり保湿することに対するデメリットはないので、ぜひしっかり保湿してあげてほしいと筆者は考えている。

また、このような**経皮感作は子どもだけでなく、大人でも起こる可能性がある。**日本では、化粧品会社「悠香（ゆうか）」（福岡県）が製造販売する「茶のしずく石鹸」を使用していた人が、小麦に対する食物アレルギーを発症した事件が有名である。合計2111人が食物アレルギーを発症し、詳細な症例が確認できた899例のうち25%がアナフィラキシーショック、43%が呼吸困難を経験するなど重篤例も多く含まれていた。[＊8] この石鹸には、加水分解された小麦のたんぱく質である「加水分解コムギ」（グルパール19S）が含まれており、**繰り返し石鹸を使うことで経皮感作を引き起こし、結果として小麦に対する食物アレルギーになってしまった**と考えられている。

アレルギーを予防する驚きの方法

では、それまで信じられていた、消化機能が未熟なうちに食べることで感作してアレルギーになるという仮説はどうなったのだろうか？　実はその後の研究の結果、この説は間違いである可能性が高いことが明らかになった。それどころか、**異物を口から摂取することで、アレルギーを予防する可能性がある**ことが分かってきたのである。

二〇〇八年に報告された研究結果[＊9]によると、イギリスの子どもの約1・9%がピーナッツアレルギーを持っていたのに対して、イスラエルの子どもではピーナッツアレルギーの保有者はわずか約0・2%であった。生後8〜14か月のイスラエルの乳幼児はピーナッツを月に平均7g（たんぱく質の重さ）摂取するのに対して、イギリスの乳幼児は平均0gであり、ピーナッツを離乳食でより早期に摂取することで、ピーナッツアレルギーの発症率が下がるのではないかという仮説が生まれた。

これらの新しい研究結果を受けて、二〇〇八年には米国小児科学会は、かつて公表した「乳幼児はアレルギーの元となりそうな食品の摂取をできるだけ遅らせるべき」という声明を撤回した。

その後、2つの大規模な研究の結果によって、やはり、**より早期にアレルゲンを経口摂取することは、アレルギー発症の予防に有効**であることが明らかになった。

1つ目の研究は二〇一五年に発表されたLEAP（Learning Early About Peanut Allergy）研究[*10]である。この研究では、640人のアレルギー発症リスクの高い生後4〜10か月の乳幼児を、ピーナッツを避けるグループと、週に数回ピーナッツを摂取させるグループに無作為に割り付け、追跡調査した。その結果、子どもたちが5歳になった時点で、ピーナッツを積極的に摂取させたグループではピーナッツアレルギーが発症する確率が80%も低いことが分かった（ピーナッツアレルギー発症率は、ピーナッツを避けたグループは13・7%だったのに対し、ピーナッツを積極的に摂取したグループで

1・9%であった)。

2つ目の研究は二〇一六年に発表されたEAT(Enquiring About Tolerance)研究[*11]である。この研究では、1303人の母乳育児されている乳幼児に、生後3~5か月から6種類のアレルギーを起こしやすい食材(ピーナッツ、卵料理、牛乳、ごま、白身魚、小麦)を早期摂取させるグループと、生後6か月以降に食べさせるグループに無作為に割り付けた。食物アレルギーの発症率は、早期摂取させたグループで5・6%、通常のタイミングで摂取開始させたグループで7・1%であった。一見、差があるように見えるが、これらは統計的に意味のある差ではなかった。

しかし、最近発表された追加研究[*12]の結果、遺伝的要因などアレルギーのリスクが高い子どもにおいては、2つのグループの間で差があることが明らかになった。アレルギーを起こしやすい食材を早期摂取することができた子どもでは(早期摂取のグループに割り付けられた子どもの中で、実際に食べることができたのは43%に過ぎなかった)、ピーナッツおよび卵アレルギーの発症率が低かったのである。一方で、その他の食材に関してはアレルギーの発症率に差が認められなかった。

これらの研究結果を受けて、二〇一九年三月には米国小児科学会は、ピーナッツアレルギー発症のリスクが高い子ども(重度の湿疹がある、もしくは卵アレルギーのある子ども)に関しては、ピーナッツを生後4~6か月から積極的に摂取させることを推奨する新しいガイドラインを発表した。[*13] ただし、乳幼児についてはアレルギーのリスクの高い食材を経口摂取することで、重篤なアレルギー反応を起こす可能性がある。経口摂取のタイミングに関しては、個々のアレルギーのリスクによって変わってくるため（血液検査などで食物アレルギーのリスクを評価してから経口摂取を開始する場合もある）、ガイドラインのみで判断せずに、かかりつけの小児科医に相談してほしい。

このように現在では、**異物は皮膚（特にダメージを受けた皮膚）から体内に侵入するとアレルギーの原因になる一方で、口から曝露されると逆にアレルギーのリスクを下げると考えられている。**アレルギーに関してはまだ分かっていないこともたくさんあるが、今後も新しい研究結果が出てくることでより効果的に予防および治療することが可能となることが期待されている。

RULES

肌荒れなどダメージがある皮膚から異物が侵入することで、食物アレルギーが引き起こされる

逆に異物を生後早期に口から摂取することで、アレルギーを予防できる可能性がある

皮膚を健康に保ち、バリア機能を維持することで、アトピー性皮膚炎の発症を抑えることができる

花粉症

日本人の4人に1人が花粉症

毎年春先になると、花粉症のことが気になり憂鬱になる人もいることだろう。**花粉症は日本人の4人に1人がかかっており、年代によっては半数近くがかかっていると報告されている**（次頁の図1）、まさに国民病である。

命にかかわるような重篤な病気ではないかもしれないが、目や鼻のかゆみなどのつらい症状のため、生活の質が大きく落ちてしまう人も多い。**花粉症による経済損失は2800億円**に上るという調査結果もある。本項では、これほど日本人の生活に大きな影響を与えている花粉症について説明する。

スギ花粉症が激増した理由

花粉症とは、花粉によって生じるアレルギー疾患の総称である。花粉が目に入ると目がかゆくなり、涙が流れ、充血する（アレルギー性結膜炎）。花粉が鼻に入ると、鼻水

図1　年齢層別スギ花粉症有病率

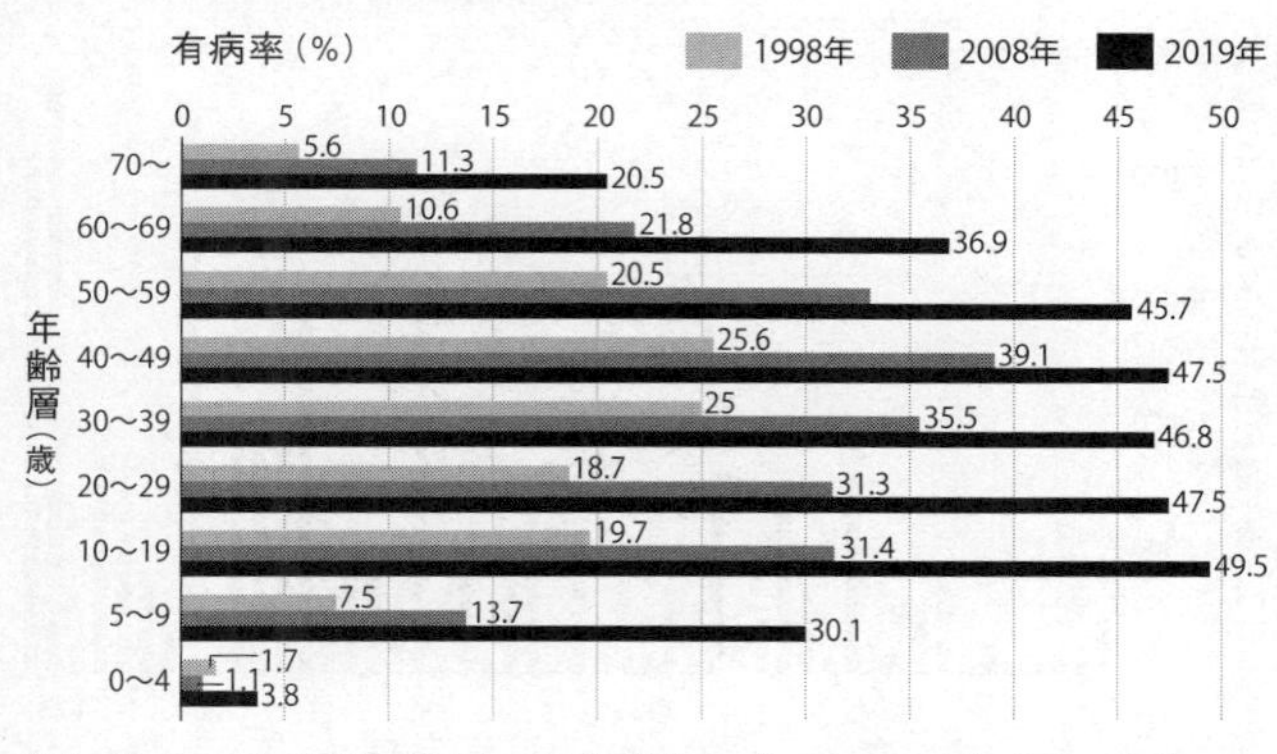

出典：鼻アレルギー診療ガイドライン2020年版［http://www.pgmarj.jp/index.php］

やくしゃみが出て（アレルギー性鼻炎）、症状が強い人では鼻づまりによる頭痛、微熱、だるさなどを感じることもある。

日本では、花粉症の約7割の原因がスギ花粉であると考えられている。これは日本の国土の12％、全国の森林の18％をスギ林が占めていることと関係がある。スギ花粉による花粉症（スギ花粉症）は一九六三年にはじめて報告された[*1]。日本では一九六〇年頃からスギ花粉症が急増しており、一九八〇～二〇〇〇年の間に、スギ花粉症の患者数は2・6倍に増加した[*2]。戦後復興期の日本では、農林省（現・農林水産省）が日本各地において、成長が早く建材としての価値が高いスギやヒノキなどの植林や代替植樹を大規模に行ったことで、スギ花粉の飛散量が増加した。それに加えて、一九六

図2　飛散しているスギ花粉の量

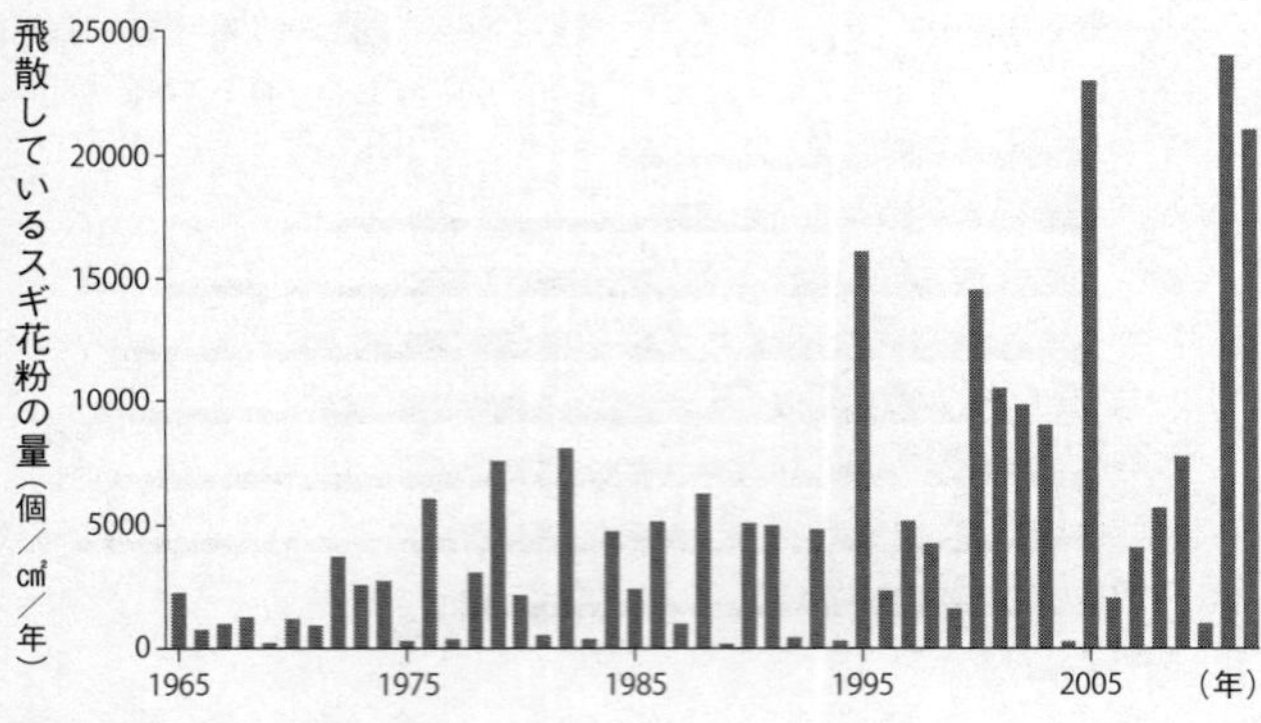

出典：Yamada T. 2014［*3］

四年に輸入木材に対する関税が撤廃されたことで、建材としての国内のスギの需要が減少し、多くのスギが伐採されることなく伸び放題で放置されることとなった。これらの結果として、大量のスギ花粉に曝露した日本人がスギ花粉症を発症したと言われている。上の図2からも分かるように、実際に**飛散しているスギ花粉の量は年々増えている**。

スギ花粉の飛散量は年によって違う。夏の気温が高いと花芽の発達が促進され、翌春の花粉の飛散量が多くなる。［*4］逆に冷夏の場合には、翌春の花粉の量は減少する。地球温暖化によってスギ花粉が飛散する時期が長くなると考えられているが、それだけでなく、花粉の量の増加にもつながっている可能性がある。

また、実際は日本中どこでもスギ花粉が大量に飛散しているわけではない。北海道ではスギ花粉の飛散は極めて少なく、沖縄にはスギが自生していない。よって、北海道や沖縄に引っ越すことで花粉症が治った（正確には症状が出なくなっただけであり、本州に引っ越したらまた症状が再発する可能性が高い）という人もいる。

花粉症と聞けばスギを連想する人が多いと思われるが、実はこれは日本（もしくはアジアの一部）特有の現象である。他の国でももちろん花粉症はあるが、スギが日本ほど多くないため、その原因は異なる。ヨーロッパではイネ科の植物、アメリカではブタクサによる花粉症が多い。

最も効果的な対策

花粉症の対策として最も効果的なのは、原因となる花粉にできるだけ曝露しないことである。目や鼻が花粉に曝露しないようにマスクやゴーグルをつけるのは、有効な予防策である。帰宅した際は、服や髪などに花粉が付着しているため、すぐに服を着替えシャワーを浴びるなどの対策も有効だと考えられる。家の中をこまめに掃除し、残った花粉を取り除くことも重要である。

また、生理食塩水による鼻うがいで鼻の粘膜に残っている花粉を除去することは、症状改善に有効であると考えられる。[*5]

ただし、**鼻うがいは水道水で行うべきではなく**、**市販の専用キットを使用するか、一度煮沸消毒した湯冷ましを使うようにしてほしい**。日本の水道水は塩素消毒されており、口から飲む分には胃酸でも消毒されるため安全である。しかし、鼻うがいに使う場合には、胃酸による消毒が起こらないため注意が必要である。**水道水による鼻うがいによって非結核性抗酸菌(ひけっかくせいこうさんきん)という細菌による慢性副鼻腔炎(ふくびくう)が起こったケースが報告されている**。[*6]

海外では汚染された水道水を用いた鼻うがいによって「脳食いアメーバ」とも呼ばれるネグレリア・フォーレリというアメーバが脳に入り込み、髄膜脳炎を引き起こして死亡者が出たという報告もある。このアメーバは湖や池などに生息しており、日本の水道水には含まれていないとされているが、海外旅行先などで鼻うがいをする場合にはさらなる注意が必要である。

症状をコントロールする対症療法

医学的な介入としては、症状をコントロールする**対症療法**と、根本的に花粉症を治す**根治療法**とがある。

対症療法のみで症状が緩和され、ある程度普段通りの生活を送れる人が多い一方で、それだけでは十分な効果を得られない人もいる。そんな人のために、近年新しい根治療法も登場してきている。ここではそれぞれについて紹介する。

まず対症療法について説明する。くしゃみ、鼻水が主体の場合には、抗ヒスタミン薬（第2世代）、化学伝達物質遊離抑制薬（商品名インタール、リザベン、アレギサールなど）が用いられる。抗ヒスタミン薬は最も多く使われている薬であり、種類によって有効性が持続する時間と、副作用としての眠気の程度が異なるので、自分に合った薬を選ぶことが重要である。

鼻づまりが主体である場合には、抗ロイコトリエン薬（商品名オノン、シングレア、キプレス、プランルカストなど）や鼻噴霧用ステロイド薬がよい適応となる。ステロイドと聞くと副作用が怖いと思う人もいるかもしれない。たしかにステロイドを飲み薬として服用したり、点滴で投与したりした場合には、免疫機能が下がったり、糖尿病のリスクが上がったり、顔がふっくらとするなどの副作用が見られる場合がある。しかし、**点鼻薬では鼻粘膜に直接噴射するため、このような全身性の副作用はほとんどないとされている。**鼻局所の副作用として、鼻刺激感、乾燥感、鼻出血などが時々見られる程度である。

さらに鼻の奥の粘膜をレーザーで薄く焼くことで、アレルギー反応を起こしにくくする治療も行われている。

根治を目指す新しい療法

前述のような対症療法がメジャーである一方で、**花粉症を根本から治療していく根治療法も存在している。それがアレルゲン免疫療法だ。**

花粉の抽出液を薄めたものを注射して、その後少しずつ濃度を上げて注射することで、花粉症に対する免疫を獲得させる**減感作療法（皮下免疫療法）**と、より新しいものとして舌下に投与することで免疫を獲得させる**舌下免疫療法**がある。

舌下免疫療法の方が、皮下免疫療法よりも副作用が少ない。さらに皮下免疫療法は医療機関で行われるのに対して、舌下免疫療法は自宅でできるというメリットがあるため、現在は皮下免疫療法は使われなくなってきている。

スギ花粉症に対する舌下免疫療法として「シダトレン」という液状の薬が二〇一四年に保険適用となっている。二〇一七年にはこれを改善した溶解性のタブレットである「シダキュアスギ花粉舌下錠」が承認されており、それに伴いシダトレンは二〇一九年四月に販売中止となっている。

このシダキュアスギ花粉舌下錠に関しては、スギ花粉症の患者1042人を対象とした実験[*7]が行われている。その結果、**この薬は花粉症の症状を20〜30％軽減させることに**

有効であったと報告されている。ちなみにスギ花粉に対する研究ではないものの、花粉症による免疫療法によって、同じく免疫反応によって起こる病気である**気管支喘息の発症が予防されたという報告もある**[*8]（現時点では、舌下免疫療法は喘息には保険適用はない）。

これらの治療を受けるためには医師の診断が必要であるため、医療機関を受診して相談してほしい。

RULES

花粉症対策として一番効果的なのは、花粉にできるだけ接しないことである。鼻うがいも有効

舌下免疫療法など、花粉症を根治する療法が生まれてきている

RULE 9

サプリメント

日本のサプリメント市場は1兆円超え

健康に気をつけている人ならば、サプリメントの1つや2つ飲んでいるのではないだろうか。薬は嫌いだけれども、サプリメントだったら飲むという人も多いと思われる。外食が増えたり、仕事が忙しくてついつい不健康な食生活をしてしまった時に、サプリメントを飲むことでその悪影響を「相殺」することを期待している人もいるだろう。健康状態を劇的に改善することはないけれども、副作用もないだろうからとりあえず飲んでおこう、くらいの気持ちで飲んでいる人もいるようだ。普段の食生活を健康的にするのはすごく大変だが、サプリメントであればそれほど努力は必要ない。おそらくそれが多くの人がサプリメントに頼っている1つの理由だろう。でもこれらのサプリメントに関するイメージは本当に正しいのだろうか?

コンビニやドラッグストアに行くと、数多くのサプリメントが販売されている。ビタミン剤、コンドロイチン、コラーゲン、コエンザイムQ10、プラセンタ、ニンニクエキスなど挙げればきりがない。ある試算[*1]によると、二〇二〇年度の**日本の健康食品・サプリメントの市場規模は約1兆4000億円**であるという。

大部分のサプリメントは無意味

サプリメントで本当に健康になれるのであれば、それに越したことはない。それではサプリメントと健康の関係について、エビデンスの観点からはどのようなことが分かっているのだろうか。

結論から言うと、健康にメリットがあると考えられているサプリメントは数少ない。サプリメントの市場規模が大きいこともあり、それによって利益を生み出そうとしている企業がたくさんある。これらの企業が積極的に研究に資金提供していることもあり、サプリメントに関しては**様々な研究**[*2]**が行われているが、その大多数が期待されたような効果を得られていない。**代表的な例を挙げて見てみよう。

おそらくいま世界で最も活発に研究が行われているのが、オメガ-3脂肪酸とビタミンDの2つであろう。オメガ-3脂肪酸とはαリノレン酸（ALA）、エイコサペンタエン酸（EPA）、ドコサヘキサエン酸（DHA）など、魚やナッツ類に含まれるいわゆる「健康に良い油」のことである。魚やナッツ類の摂取量が多い人ほど心筋梗塞や脳梗塞など動脈硬化で血管が詰まる病気のリスクが低いということは複数の研究結果で証明されているため、オメガ-3脂肪酸がその要因となる成分なのではないかと考えられ、研究が進められてきた。

二〇一八年にコクラン（世界中の研究者と協働でエビデンスを統合し発表する、英国を本部とする研究チーム）によってオメガ‐3脂肪酸に関するエビデンスが統合され、検証[＊3]された。オメガ‐3脂肪酸に関して79の実験（総勢11万2059名の被験者）が同定され、そのうち25の研究が質が高いと評価され検証された。その結果、**オメガ‐3脂肪酸を摂取しても心筋梗塞などによって死亡する確率は変わらない**と結論づけられた。

もっと詳しく見てみると、ALAの摂取によって心臓の不整脈のリスクが3・3%から2・6%へとごくわずかに下がる可能性が示唆されたが、効果があまりに小さかったため、研究者たちはオメガ‐3脂肪酸の心臓へのメリットはほとんどないと結論づけた。

さらに、二〇一九年にVITAL試験と呼ばれる2万5000人以上が被験者となった大規模な実験[＊4]（この研究はオメガ‐3脂肪酸とビタミンDの両方の効果が評価できるようデザインされていた）の結果が報告されたが、やはり**オメガ‐3脂肪酸のサプリメント摂取によって、がんおよび心筋梗塞のリスクは下がらなかった**。

では、昨今期待されているもう1つのサプリメントである、ビタミンDはどうだろうか？　残念ながら、**ビタミンDに関しても、まだ「健康上のメリットがあるというエビデンスはない」**というのが結論であるようだ。二〇一四年に発表されたコクランの検証[＊5]では、159の実験結果が同定され、そのうち56の研究の質が比較的高く、評価可能であるとされた。その結果、高齢者に限りビタミンD3（ビタミンDは、キノコ類に含まれるビタミンD2と、魚に含まれるビタミンD3に分けられる）によって死亡率が下がる可能性が示唆されるものの、研究の質が全体的に低く、ビタミンD摂取による健康上のメリットははっきりしないと結論づけられた。ビタミンDやカルシウムのサプリメントが、骨折の予防になるのか、という観点においても、エビデンスが不十分で、ビタミンD摂取による健康上のメリットがあるともないとも言えないと結論づけられた。**そもそもビタミンDは日光を浴びると皮膚で合成されるため**、サプリメントで摂取しなくても日光を浴びれば良いという説もある（もちろんそれでもビタミンDの量が不足するのでサプリメントが必要という意見もあるが……）。前述の最新のＶＩＴＡＬ試験では、**ビタミンDサプリメントの健康への影響も評価されたが、偽薬（何の効果もない偽物の薬）と比べてがんや心筋梗塞を引き起こすリスクは変わらない**という結果であった。[＊6]

サプリメントは時に健康を害する

ではどのようなサプリメントを摂れば良いのだろう、そもそも私はサプリメントを摂った方が良いのだろうか？　と迷ってしまう方もいるだろう。米国の医学雑誌『JAMA Internal Medicine』に患者向けの説明文章がある。[＊7]ここではそれを参考に、私が一部説明を加えたものを紹介する。

（1）サプリメントは健康に有害な成分を含むことがあり、薬や他のサプリメントと一緒に摂取すると健康に有害な作用を及ぼす可能性がある（アメリカでは年間約2万3000人がサプリメントが原因と考えられる健康被害で救急外来を受診していると推計されている）。

（2）サプリメントに対する規制は弱く、その**安全性や有効性に関する国の機関による評価はほとんどされていない。**

（3）バランスの取れた食事によって、多くの場合健康を維持するのに必要なビタミンや栄養素は十分摂取できる。日本ではしばしばカルシウム不足が指摘されているが、前述の通りサプリメントによるカルシウムの補充が骨折の予防になるというエビデンスは不十分である。

それでもサプリメントを摂るべき人

一方、サプリメントを摂る必要がある人もいる。それは次のような人である。

（1）妊娠可能年齢の女性で、妊娠する計画がある場合。
（2）骨粗鬆症があり、食事によって十分量のビタミンDが摂取できない場合。
（3）血液検査によってビタミンB12欠乏症、鉄欠乏性貧血、亜鉛不足による味覚障害などが指摘されており、医師からサプリメントの摂取が指示されている場合。
（4）消化器の病気を有していたり、消化器の手術を受けており、それに伴う栄養の吸収障害がある場合。例えば、胃を切除すると鉄分やビタミンB12の吸収障害による貧血、カルシウム吸収障害による骨粗鬆症がしばしば起こる。その場合はサプリメントによる補充が推奨される。

COLUMN1でも説明したが、特に妊娠初期に葉酸の摂取量が少ないと、二分脊椎をはじめとする胎児の神経管閉鎖障害と呼ばれる先天異常のリスクが上がることが知られている。妊娠中には通常よりも多い葉酸が必要で、食事からの摂取だけでは不足する可能性があるため、葉酸のサプリメントによる補充が推奨されている。妊娠が成立する1か月前から摂取することが有効だとされており、妊娠に気づいたころには遅いため、妊娠を計画している女性だけでなく、**妊娠する可能性がある女性には葉酸のサプリメントは推奨される。**

また、妊娠24週から1日2・4gの魚油のサプリメント（EPAとDHA）を摂取することで、早産のリスクが減少し[*8]、生まれた子どもが3歳までに気管支喘息や気管支の感染症にかかるリスクが下がる[*9]という実験の結果もある。魚油のサプリメントは副作用がほとんどないとされているので、妊娠中の女性は摂取を検討しても良いだろう。

例えば病院で鉄欠乏性貧血が指摘されており、鉄分のサプリメントを摂取するように指導されている人はその摂取は続けた方が良いだろう。味覚障害があり、病院で亜鉛のサプリメントを試してみるように言われ、それで症状が改善している人もいるだろう。**このように、病院で医師によってサプリメントを摂取することが推奨されている人は、食事だけでは何らかの栄養素が不足しているということであるので、きちんと飲み続けてほしい。**

まとめると、**サプリメントを「なんとなく身体に良さそうだから」と摂取することはおすすめできない。**健康上のメリットがなくてお金の無駄遣いなだけでなく、飲み合わせなどで健康被害を生じてしまう人たちもいるからである。その一方で、妊娠前の女性や病院で何らかの栄養不足を指摘された人のように、サプリメントが健康上有益であると考えられる人たちもいる。自分がどのパターンに当てはまるかよく考えて頂き、賢くサプリメントを使いこなすことをおすすめしたい。

RULES

サプリメントは基本的に無意味である

逆に飲むと有害なものもある

妊婦や特定の病気の患者などに必要なサプリメントがある。医師の指示に従うのが良い

COLUMN 4

病院へのかかり方

名医ランキングは信頼できる？

若いうちはめったに病院にかかったことがないという人も多いだろう。しかし、40代にさしかかると色々と身体に不具合が出てきて病院のお世話になることが多い。実際に、現代社会において、死ぬまで病院にかからなくて済む人というのは非常に珍しい。ほとんどの人は人生のどこかのタイミング（多くの場合は高齢になった後）で病院のお世話になるのである。

それでは具合が悪くなったらどのようにして病院にかかればいいのだろうか？　書店に行くと「病院ランキング」や「名医ランキング」というタイトルの本が複数並んでいる。これらの本の内容は信頼できるのだろうか？

結論から言うと、残念ながらこれらの本の内容はあてにならない。悪質なものになると、出版社が病院側に「お金を払ったらランキングに掲載しますよ」という営業を行っていることすらある。**本だけでなく、インターネットでもテレビでも、日本にいま存在している病院や医師のランキングで信頼できるものはない。**

これには理由がある。日本には病院や医師の治療成績を客観的に評価することができるデータが存在しないからである。データがない状況でこの手のランキングを作ると、どうしても同業者の評判のような主観的であまりあてにならない指標を使わざるを得ない。しかし、医療は専門性が高く、同じ専門でないと同業者が腕が良いかどうか評価することは難しい。その結果、うわさや同僚から聞いた話などかなりふわっとした情報をもとに、主観的な評価を行うことになる。

アメリカは病院の治療成績が公開されている

患者が病院に行って診察を受けたり治療を受けたりすると、いわゆる領収書のようなものが発行される。医療の世界ではこれをレセプトと呼ぶ。アメリカでは、このレセプトの情報を用いて、患者の重症度の影響を取り除いた上で、死亡率や再入院率などのデータが一般公開されている。**患者はインターネットで検索すれば、その地域の特定の疾患の治療成績を、比較可能な形で見ることができる**のである。

参考までに、アメリカ人が病院を受診する前に、病院に関してどのようなデータを見ることができるのかを示す（181頁の表1）。国が公開している「病院比較

（Hospital Compare）」というウェブサイトがあり、そこでは様々なデータを見ることができる。例えば、ロサンゼルスには2つの有名病院があるので、それらを比較してみた。ロナルド・レーガンUCLAメディカル・センターは、UCLAの関連病院であり、いわゆる大学病院（教育病院）である。シーダース・サイナイ・メディカル・センターはビバリーヒルズにあるブランド病院であり、ハリウッドスターのようなセレブリティがかかっていると言われている。

表1を見ると、大腸の手術であればロナルド・レーガンUCLAメディカル・センターが（術後の合併症が少ないので）良さそうである。一方で、心筋梗塞であればシーダース・サイナイ・メディカル・センターの方が治療成績が良いことが分かる。ある病院がある病気に関しては非常に良い成績を残していても、他の疾患はあまり得意ではないということがあるため、疾患ごとのデータを見られることは重要である。こういったデータは簡単に見ることができるので、患者は自分の病気の種類によって最適な病院を選ぶことができる。

アメリカで病院のランキングといえばU.S. News and World Reportのランキングである。他のランキングもあるものの、最も広く受け入れられており、認められているのはこれである。U.S. News and World Reportのランキングは日本の病院ランキングとは異なり、客観的な治療成績のデータも考慮して、計算されている。具体的には、①ス

表1　病院比較のイメージ

	ロナルド・レーガン UCLAメディカル・センター	シーダース・サイナイ・メディカル・センター
あなたの居住地からの距離	○○マイル	○○マイル
総合点（5つ星）	★★★★☆	★★★★★
患者満足度評価（5つ星）	★★★★☆	★★★☆☆
股関節・膝の人工関節置換術後の合併症の発生率（全米平均2.4%）	2.2%（全米平均と変わらない）	2.0%（全米平均と変わらない）
重篤な合併症の発生割合（全米平均1.00）	1.07（全米平均と変わらない）	1.30（全米平均よりも悪い）
大腸手術後の手術部位感染の発生割合 ⇨数字が低い方がよい（全米平均1.000）	0.491（全米平均よりも良い）	1.137（全米平均と変わらない）
心筋梗塞患者の死亡率（全米平均12.7%）	11.4%（全米平均と変わらない）	9.5%（全米平均よりも良い）

Hospital Compareのウェブサイトを参考に筆者作成（データは2021年3月11日時点のもの）

トラクチャー（患者数、看護師数など病院のインフラ的な要素）、②プロセス（同業者による評価、国によって行われる患者満足度調査のデータ）、③アウトカム（患者の死亡率など）の3つのデータを集め、その平均値でランキングを作成している。**つまり、日本のランキングがやっているような同業者による評価に加えて、死亡率などのデータを多角的に評価して、数値化している**のだ。U.S. News and World Reportだけでこのような複雑なデータ解析をすることは難しいので、RTI Internationalというデータ解析会社と共同で行っている。

　このように病院比較のウェブサイトや病院ランキングの情報をうまく使うことで、**アメリカ人はある程度、治療成績の良い病院を選ぶことができる。一方で、日本の病院ランキングは客観的なデータに基づいていないので、残念ながらあまり信頼できないのである。**

　実は、日本にもアメリカと同じようにレセプトのデータはあり、同じように病院ごとの治療成績を比較することは技術的には可能である。しかしながら、日本の個人情報保護法は、患者だけでなく、医療機関や医師も対象としているため、医療機関・医師ごとのデータを解析したり公開することができないのである。このような規制によって国民が自分の力で良い病院を選択できないというのは不幸なことである。東京の聖路加（せいるか）国際病院のように自発的に医療の質を評価し、公開している病院もある。しかし、数多くの病院がこういった情報を比較可能な形で公開してくれないと、国民としては自分にとって最良の病院を選ぶことができない。患者が口コミではなく、客観的な医療の質を参考にして病院を選ぶようになることで、病院間の健全な競争が促進され、医療の質の全体的な底上げにつながると思われる。個人的には、国民の健康のためにも、不必要な医療ミスを減らすためにも、個人情報保護法の対象から医療機関や医師を外して、公益に資するようなデータは公開していくべきだと考えている。

「名医」の見つけ方

良い病院を選ぶことができても、その病院のどの医師に診てもらうかで最終的な治療成績は大きく異なる。どのようにして「名医」を見つければよいのだろうか？

実はこれはかなり難しい問題である。アメリカでは医師単位でも治療成績などの公開を進めているのだが、各医師が治療している患者の数が多くないと、推定される値が不安定になってあまりうまく計算できないという問題がある。

外科医であれば比較的シンプルである。**一般的に、手術件数が多い医師ほど治療成績が良好であることが分かっている**からである。つまり、**自分が必要だと言われた手術の件数が多い外科医を探して、その人に手術をしてもらうことはおすすめ**である。例えば、大腸の手術がうまい外科医だからといって、必ずしも胃の手術もうまいわけではない（大腸の専門家はあまり胃の手術をしないということがしばしばある）。よって、手術の

「総数」を見るのではなく、自分が必要だと考えられる（言われた）特定の手術の執刀数が多い外科医を探す必要がある。外科医個人レベルの執刀数のデータの入手は難しいかもしれないが、病院レベルであればしばしば手術件数は分かる。各病院のウェブサイトを見ると、手術件数の情報が載っていることがあるからである。

一般的に、若い医師が担当になると不安に思う人が多いと思う。また、女性の医師は信頼できないと言う人もいるという。ではこういった、医師のタイプと治療成績にはどのような関係があるのだろうか？

日本のデータではこの問いに答える研究はほとんどない。医師のデータベースがないからである。しかし、アメリカでは医師のデータベースがあるため、この問いに答えるような研究が数多くされている。実は、筆者はこの分野の研究でアメリカで最も多くの論文を出している研究者の1人である。筆者が自分で行った研究を中心に「どのような医師が名医なのか？」という問いについて、データから何が分かっているのかを次頁の表2にまとめた。

これを見ると、**内科医に関しては若い女性医師が治療成績がよく**、**外科医に関しては50代の女性医師が最もよい治療成績を達成している**ことが分かる。一方で、**医学部のランクに関しては、再入院率や医療費などと弱い関係があるだけ**であることも分かる。

このような研究をするときに最も重要なのは、患者の重症度の違いの影響を排除する

表2 医師の特性とパフォーマンスの関係のまとめ（米国のデータ）

	内科医	外科医
性別	女性の内科医の方が患者の死亡率、再入院率が低い。[*1]	差がない。[*2]
年齢	若い内科医の方が患者の死亡率が低い（ただし治療している患者の数が多い医師においては年齢と患者の死亡率との間に関係性を認めない）。[*3] ※別の研究チームがその後行った同じ医師を4年間追跡した研究によると、内科医がホスピタリストとして勤務を開始すると、患者の死亡率は1年目が高く、2年目以降は横ばいであった。[*4] 再入院率は差がなく、医療費は若い医師の方がわずかに低い。[*3]	若い外科医の方が患者の死亡率が高い。[*2] ※性別と年齢を組み合わせると、50代の女性外科医が最も患者の死亡率が低かった。[*2]
医療費	再入院率は差がなく、医療費は若い医師の方がわずかに低い。[*3] 医師の医療費の水準と患者の死亡率・再入院率との間には関係性は認めない。[*5]	
出身医学部	臨床教育がよい（プライマリケアのランキングが高い）医学部出身の医師の方が、患者の再入院率が低く、医療費も安い。死亡率には差がない。[*6] 研究水準が高い（リサーチランキングが高い）医学部出身の医師の方が医療費は安いものの、患者の死亡率・再入院率には差がない。[*6] 外国（米国以外）の医学部出身の医師が治療した患者の方が死亡率は低く、医療費はわずかに高い。患者の再入院率に関しては差がない。[*7]	外国（米国以外）の医学部出身の外科医と、米国内の医学部出身の外科医で、患者の死亡率、術後合併症の発症率、入院日数に差がない。[*8]

ことである。例えば、若手の医師が治療する患者と、年齢が上の医師が治療する患者は、様々な点で異なる可能性がある。もし重症度が違う場合、患者の重症度の違いを見ているだけなのか、医師の年齢の影響も見ているのか、識別することができなくなってしまう。

データに含まれる情報に関しては統計的に補正している。患者の年齢、性別、主病名、併存疾患だけでなく、居住地域の平均所得などの社会的要因に関しても、この手法を用いて補正している。また、患者の要因だけでなく、医師のデータベースの情報を用いて、医師のその他の特性に関しても補正している。例えば、女性医師の方が男性医師よりも平均年齢が低いことが分かっている。よって、医師の性別の影響を評価するときには、医師の年齢を補正しないと、医師の性別の影響を見ているのか、年齢の影響を見ているのか分からなくなってしまう。

ひとつ注意が必要なのは、これらは**あくまで平均的な医師の比較であるということ**である。平均的な女性の内科医師の方が、平均的な男性の内科医師よりも患者の死亡率は低いが、それ以上に個々の医師の間のばらつきの方が大きいことは言うまでもない。よって、患者が医師を選ぶときには、**性別や年齢よりも、その医師の評判や患者との接し方などから得られる情報の方が重要**であると考えられる。加えて**「若い医師や女性医師だから心配だ」というのは根拠のない偏見**であると言えよう。

RULE 10

新型コロナ・かぜ・インフルエンザ、ワクチン

新型コロナ・かぜ・インフルエンザ

かぜの原因もコロナウイルス?

かぜ(かぜ症候群)はおそらく私たちにとって最も身近な病気の1つである。実際に、子どもは年に平均すると5回、大人も年に2~3回はかぜにかかると言われている。[*1・2・3] そしてかぜはとてもよく見られる病気であり、かつ軽い病気でもある。普段健康な人がかぜにかかっても命にかかわるような重篤な状態になることはまれであり、通常は数日休んでいれば回復する。

これほど身近な病気・かぜであるが、新型コロナウイルス感染症(COVID-19)の症状がかぜと紛らわしいので注意が必要だ。例年であれば、寒くなり空気が乾燥してくる冬に流行るのはかぜかインフルエンザ(季節性インフルエンザ)と相場が決まっていたのだが、ここに新型コロナウイルス感染症が加わってきているのだ。

まずは新型コロナウイルス感染症の説明をしよう。新型コロナウイルスは、二〇一九年十二月に中国の湖北省武漢市ではじめて確認されたウイルスである。その後、世界中に感染拡大を起こし、二〇二一年十二月三日の段階で全世界で7億人を超える数の感染者と700万人超の死者を出している。[＊4] 感染拡大を防ぐ目的で世界中の都市で都市封鎖（ロックダウン）も行われ、それらによる経済への悪影響も甚大である。

ところで、かぜと新型コロナウイルス感染症の違いは分かるだろうか？　かぜは自然に回復する軽い病気である一方で、新型コロナウイルス感染症は世界中で猛威を振るうおそろしい病気というイメージを持っている人は多いのではないだろうか？

意外なことに、**実はコロナウイルスはかぜの原因ウイルスの1つ**なのである。かぜの10〜15％はコロナウイルスによると言われている。[＊5] 人間に日常的に感染するコロナウイルスとして4種類が知られている。二〇〇二〜〇三年に流行したSARS（重症急性呼吸器症候群）はSARS‐CoVという種類のコロナウイルスが、二〇一二年に流行したMERS（中東呼吸器症候群）はMERS‐CoVという名前のコロナウイルスが原因であった。世界中で流行している「新型コロナウイルス感染症」とは、SARS‐CoV‐2という種類のウイルスの感染によって引き起こされるCOVID‐19（Coronavirus disease 2019）という病気のことを意味する。かぜも新型コロナウイルス感染症もいわゆる「コロナウイルス」によって引き起こされる病気であるが、その種類によってかぜのような軽微な病気になることも、（新しく生まれたウイルスで人間がまだ免疫を持っていない場合）新型コロナウイルス感染症のように重篤な状態を引き起こす病気になることもあるのである。

日本の新型コロナ死亡者数は少なかったが、国民の評価は低かった

新型コロナウイルス感染症は二〇二〇年から4年間にわたって猛威を振るい続けてきた。当初は有効なワクチンも治療薬もなかったため、多くの国ではロックダウンや休校など、人と人との接触を減らすことで感染拡大を防いだ。二〇二〇年十二月には新型コロナウイルスに対するワクチンが開発され、二〇二一年十一月には感染性が高いものの重症化するリスクは低いオミクロン株が出現し、デルタ株などの重症化しやすい変異株を置き換える形で、新型コロナのパンデミックは「バタバタと人が死ぬ病気」から「死ぬリスクはそれほど高くない病気」となり、収束に向かった。

新型コロナ対策は国によって大きく異なり、厳格なロックダウンや水際対策を徹底させたニュージーランドのような国もあれば、ロックダウンや休校を行わず開放的な政策を続けたスウェーデンのような国もあった。**二〇二四年三月時点での人口100万人あたりの死亡者数を見ると、日本は595人となっており、開放政策をとったスウェーデン（2667人）だけでなく、厳格な対策を取ったニュージーランド（1125人）と比べても少ないという結果であった。**[＊5] 他の国が状況に合わせてロックダウンなどの厳格な対応と開放的な政策とを切り替えていたのに対して、日本は終始一貫して中等度の対

策を続けていたのが特徴的であったが、それが功を奏していた可能性もある。もちろん日本が島国であり、初期に水際対策がしやすかったという地理的な条件も影響を与えていたと考えられる。

このように、**日本は新型コロナ感染による死亡者数が世界的に見ても少ない国であったにもかかわらず、国民の52%しか政府の新型コロナ対応を評価しておらず、この数字は先進国の中で最低である。**[*6]政府があまり柔軟に新型コロナ対策の変更をしなかったこと（実際にはこれが感染拡大を予防するのに有効であった可能性はあるものの）や、政府の対策を国民に分かりやすい言葉で説明できる政治家や専門家が不在であったことがその要因として考えられる。

実際に、新型コロナに関しては当初は分かっていないことが多かったにもかかわらず、インターネットであらゆる情報（間違った情報も含めて）が入手できる現在においては、国民の行動変容を起こすために不確実性を過小評価して伝えるパターナリスティックなコミュニケーションは、政府や科学に対する信頼を失墜させ、逆効果であった。本当に必要なのは、分からないことをきちんと「分からない」と説明できる専門家、政治家の存在だったのだが、そのような人材が不在であり、そのため国民の評価が低かった可能性があると私は考えている。新型コロナで科学に対する信頼が失われたため、次のパンデミックではより難しいコミュニケーションが必要とされると思われる。

ワクチンが開発され、日本人の多くがワクチンを接種し、また新型コロナウイルス自体も重症化しにくくなった。それでも新型コロナは、かぜやインフルエンザとは異なる病気である。ここからは、かぜ、インフルエンザ、新型コロナウイルス感染症の違いを、原因、症状、治療法などの観点から説明していく。

それぞれの病気の原因

まず最初に、気道の解剖図（次頁の図1）に関して説明する。気道とは、鼻や口から肺につながる管のことであり、空気の通り道である。気道は上下2つの部分に分けられ、鼻や口から喉頭までを上気道、気管から肺までを下気道と呼ぶ。そしてかぜとは、上気道にウイルスが感染して炎症を起こす疾患のことを指す。

かぜの原因の80～90％はウイルスであると言われている。主なものとして、ライノウイルス、コロナウイルスが多く、RSウイルス、パラインフルエンザウイルス（インフルエンザウイルスではない）、アデノウイルスなどが感染源として挙げられる。

一方インフルエンザはインフルエンザウイルスによる感染症で、A、B、Cの3型がある。寒い季節に流行するとされているが、最近では年間を通じて散発的に見られる場合もある。従来のインフルエンザが大きく変化して流行すると「新型インフルエンザ」

図1　上気道と下気道

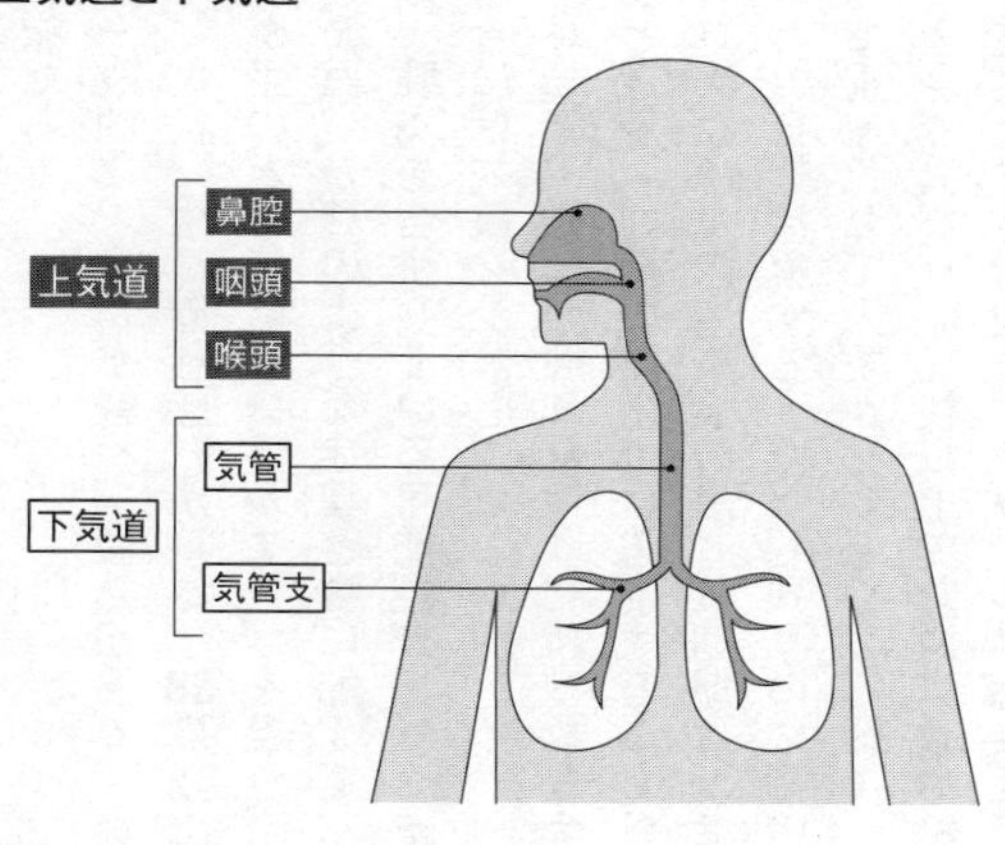

と呼ばれる。

そして新型コロナウイルス感染症は、先ほども述べた通りＳＡＲＳ‐ＣｏＶ‐２という種類のコロナウイルスの感染によって引き起こされる感染症である。

それぞれの症状

かぜの主な症状は、鼻の症状（鼻水、鼻づまり）である。これにのどの症状（咽頭痛）、38度前後の微熱、頭痛、全身倦怠感などの症状を伴うことも多い。通常はかぜに対する検査は行わず、臨床症状から診断する。逆に**鼻の症状のないときにはかぜ以外の病気を疑う**。

インフルエンザでは、突然の発熱（通常38度以上の高熱）、頭痛、全身倦怠感、筋肉痛・関節痛などが見られ、咳、鼻水、咽頭痛などの上気道症状が続き、約1週間で軽快する。インフルエンザ迅速診断キットを用いることで診断でき、A型とB型の鑑別も可能である。

一般的に、症状が軽く、微熱があり、鼻の症状がメインのときにはかぜを疑う。一方で、症状（全身倦怠感）が重く、**38度以上の高熱があり、関節痛や筋肉痛など全身の症状が主のときにはインフルエンザを疑う。**

また、**かぜのような症状と咳に加えて、**黄色い痰まで認められるようになったときには、**肺炎を合併している可能性があり、その場合には抗菌薬が有効となる。**そのような場合には病院を受診してほしい。

対して、先ほど触れた通り、新型コロナウイルス感染症の症状はかぜやインフルエンザと近く、初期の段階では鑑別することはしばしば困難である。実際に、約8割の新型コロナウイルス感染症の患者は初期はかぜのような症状で、重症化することなく1週間ほどで自然治癒する。ただし残りの2割の患者は、発症から1週間から10日間程度の経過で重症化して入院が必要となり、約1・4％の患者が死亡する。致命率は年齢によって大きく異なり、70代以上で急激に致命率が上昇することが特徴的である。

重症化する新型コロナウイルス感染症では、まずかぜのような症状が1週間続き、そのあとに咳、痰、呼吸困難などの症状が出現すると報告されている。嗅覚障害・味覚障害は約3割の患者に認められると言われており[*7]、若者と女性に多く見られる症状である。もちろん、通常のかぜや副鼻腔炎でも嗅覚障害・味覚障害を認めることがあるので、これらの症状があるからといって必ずしも新型コロナウイルスに感染しているとは言えないものの、疑いが強い場合には検査して診断してもらうことをおすすめする。

まとめると、新型コロナウイルス感染症の症状の特徴としては、①（重症化する患者では）症状が長いこと、②（肺炎を合併した患者では）咳、痰、呼吸困難などの症状が強いこと、③一部の患者で嗅覚障害・味覚障害が認められることの3点が挙げられるだろう。

かぜに抗生物質は無意味

かぜは、安静、水分・栄養補給により自然に治癒する病気であり、ウイルスに効果のない**抗菌薬（抗生物質）は不要**である。症状が強ければ、鼻水を減らす薬や、解熱剤などの、いわゆる対症療法が行われる。通常2〜3日で自然に治る。ただし、のどの痛みが強いときには、普通のかぜではなくて、急性扁桃腺炎（へんとうせん）（食べ物や飲み物を飲み込むときの強い咽頭痛が特徴的）のことがあり、連鎖球菌が原因である場合には抗菌薬が必要となることがある。急性扁桃腺炎が疑われる場合には、病院を受診してほしい。

そして実は、インフルエンザも安静、水分・栄養補給により自然に治癒する病気である。**抗ウイルス薬はあるものの、症状を半日〜1日ほど短くするくらいの効果しかない。**抗ウイルス薬は発症後48時間以内に使用しないと効果がないため、使うのであれば早めに受診する必要がある。加えて抗ウイルス薬には副作用もある。タミフルでは嘔吐（おうと）や下痢などの副作用があり、ゾフルーザでは嘔吐や下痢に加えて、下血、鼻血、血尿などの出血症状が報告されている。**健康な人であれば、通常は抗ウイルス薬を飲まなくても、自宅で寝ているだけでインフルエンザは治る**のである。

ただし5歳未満（特に2歳未満）の幼児、65歳以上の高齢者、肺や心臓に慢性疾患を持つ人、免疫抑制状態の人、妊婦および出産後2週間以内の産褥婦（さんじょくふ）など、インフルエンザが**重症化するリスクが高い人は抗ウイルス薬を服用することが推奨される。**

検査について言えば、新型コロナウイルス感染症の検査には、現在感染しているかを調べるPCR検査と抗原検査、そして過去に感染したことがあり免疫ができているかどうかを調べる抗体検査がある。

新型コロナウイルス感染症の治療については、酸素投与を必要としない軽症の患者に関しては、抗体カクテル療法（カシリビマブ／イムデビマブ〈商品名ロナプリーブ〉）によって重症化が70％予防できると報告されている。気管支喘息に使用される吸入ステロイド薬であるブデソニド（商品名パルミコート）も感染患者の入院率を下げたり、早期回復の効果があると報告されている。一方で、肺炎を認め、酸素投与を必要とする患者は、レムデシビルという抗ウイルス薬、免疫抑制剤（バリシチニブやトシリズマブなど）、ステロイド（デキサメタゾン）の有効性が報告されている。

接触感染に注意

感染経路は3つの疾患とも同じで、飛沫感染と接触感染の2つがある。

飛沫感染とは、咳やくしゃみで飛び散ったしぶき（飛沫）を吸い込むことにより感染する。飛沫が届く範囲を聞かれることも多いが、おおよそ2メートルとされている。これを予防するためにはマスクをすることが重要である。

接触感染とは、皮膚や粘膜の直接的な接触や、手、ドアノブ、手すり、スイッチ、ボタンなどの表面を介しての接触で病原体が付着することによる感染のことである。**ウイルスは手からは感染しないが、ウイルスが付着した手で目や鼻や口などの粘膜に触れることで感染が成立する。**これを防ぐためには、頻繁な手洗いと手袋やガウン、フェイスシールド（目や鼻に直接触れる頻度が下がるため）の使用が有効であると考えられている。新型コロナウイルス感染症では接触感染によって感染が広がるが[＊8]、実はかぜでも接触感染が重要な役割を果たしていると考えられている[＊9]。よってこれらの病気の感染予防には、マスクの着用に加えて頻繁に手洗いをすることが推奨される。

新型コロナウイルス感染症とかぜやインフルエンザが異なる点は、感染者が周囲に感染を広めてしまう可能性がある（感染性がある）期間の長さである。かぜやインフルエンザでは一般的に症状が出た後に感染性があるのに対し、**新型コロナウイルス感染症の場合では症状が出る前の時期でも感染力があり、自分でも気づかないうちに周りの人に感染を広めてしまう可能性がある。**[*10,11] よって新型コロナウイルス感染症では無症状の人が知らないうちに周りに感染を広げている可能性があるため、感染をコントロールすることが非常に難しいと考えられている。かぜやインフルエンザでは具合が悪くなったらマスクをつけるよう以前から推奨されていたが、**新型コロナウイルス感染症においては症状が何もなく元気な人でもマスクをつけることが重要**なのは、そのためである。

「3密」回避の重要性

以上、かぜ、インフルエンザ、新型コロナウイルス感染症の類似点や相違点を説明した。いずれの疾患も人に感染させてしまう可能性があるので、マスク着用や手洗いなどの対策を正しく適切に行うことで、感染拡大の予防を心掛けてほしい。特に、新型コロナウイルス感染症については、**①密閉空間（換気の悪い密閉空間）、②密集場所（多く**

の人が密集している場所)、③密接場面（互いに手を伸ばしたら届く距離での会話や発声が行われる場面）の3つの条件が同時に重なる場合は、感染を拡大させるリスクが高いと考えられている。これらの「3密」を避けることが大切である。

新型コロナウイルス感染症のワクチンを打ったとしても、これらの感染症がなくなるわけではないので、正しい知識を身につけ、日頃から感染のリスクを低く保つような生活習慣を心掛けておくことが肝要であると思われる。

RULES

新型コロナは「ただのかぜ」ではない

かぜに抗菌薬（抗生物質）は無意味である

インフルエンザでも病院に行く必要はない。抗ウイルス薬も症状を半日～1日ほど短くするくらいの効果しかない。ただし、幼児や高齢者、疾患があるなど重症化リスクのある人は受診が必要である

ワクチン

ワクチンは危険？

ワクチンとは、細菌やウイルスなどの病原体から作られた無毒化あるいは弱毒化された抗原のことであり、これを人間に投与して体内でこれらに対する抗体産生を促すことで、感染症に対する免疫を獲得することを目的とする。

天然痘に一度かかった人間が、以降二度と感染しないことは古くから知られていた。そのためアジアでは天然痘のかさぶたを接種することで免疫を得る方法が行われていたが、実際に天然痘に感染して死亡する人がいたため安全ではなかった。18世紀後半になると、牛がかかる病気である牛痘に感染した人も天然痘にかかりにくくなると知られるようになった。

一七九六年、イギリスの医師エドワード・ジェンナーは牛痘の膿(うみ)を8歳の少年に接種し、数か月後に天然痘の膿を植え付けても感染しないことを証明した。これが世界初のワクチンである。なぜこの方法が感染予防に有効なのかよく分かっておらず、この方法が他の病気でも有効であるとはその当時は考えられていなかったため、その後しばらく

図1　自分の子どもにワクチン接種していると答えた人の割合（各国比較）

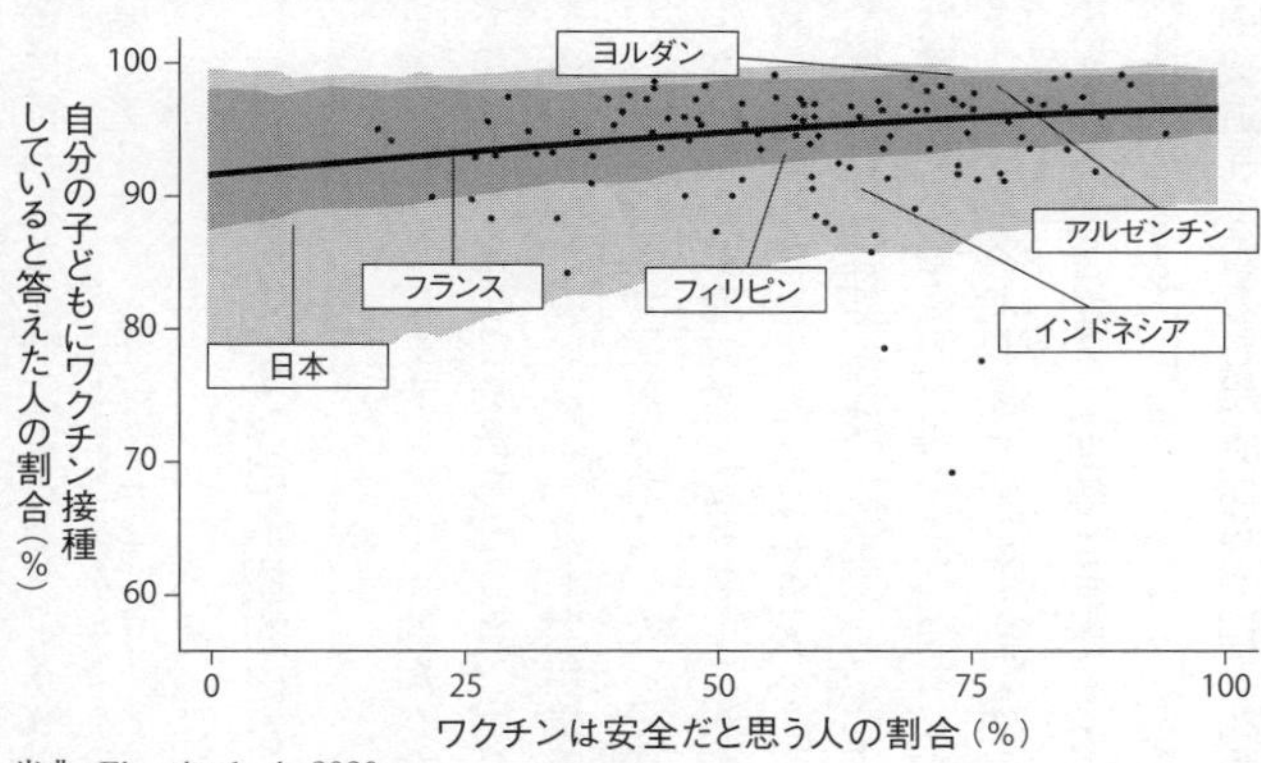

出典：Figueiredo A. 2020

はワクチンの開発は進まなかった。一八八〇年代にはフランスのルイ・パスツールによって、病原体を弱毒化して接種することによって免疫が作られることが明らかになり、ワクチンの基礎が作られた。

世界中でワクチンは数多くの病気を予防し、命を救ってきたのだが、日本人はワクチンに対してよいイメージを持っていないように思われる。メディアの報道などを見ていても、ワクチンの有効性よりも、副反応（副作用）の方が注目されることが多い印象を受ける。

あまり知られていないかもしれないが、**日本は他の国と比べてワクチンに対する信頼度が低く、「自分の子どもにワクチンを接種している」と答えた人の割合も他国より低い国**なのである（上の図1）。二〇二〇年に行われた研究[*1]によると、149の国においてワクチンの安全性に対する信頼度を調査したところ、日本はモンゴル、フランスに次いで3番目に信頼度が低い国であった。

日本がワクチンに消極的になった理由

日本が昔からワクチンに消極的だったわけではない。一九六〇年頃にはポリオウイルスで起こる小児まひを減らそうと、ポリオ生ワクチンの輸入を国が許可するようにというデモが行われている。一九七七年以降は予防接種法で、**小中学生に対して学校内で集団ワクチン接種が実施されていた。**その頃はまだ学校の体育館などで子どもたちが列をなして、順番にワクチンを接種していた。

特に流れが変わったのは一九八〇年代後半である。一九八九〜九二年に新三種混合（麻疹（ましん）、流行性耳下腺炎、風疹）ワクチン（MMRワクチンとも呼ばれる）によって無菌性髄膜炎の発症例が報告された頃である。病気を治療するための薬に対する副作用と違い、ワクチンは健康な人に打つものであるので、それによって副反応が起きたときには大きな問題となる（期待されたものと異なる有害な影響があった場合、薬の場合は「副作用」と呼ぶのに対して、ワクチンでは一般的に「副反応」と呼ぶ）。MMRワクチンの後遺症で苦しむ患者団体が国を相手取って訴訟を起こし、国は相次いで敗訴、賠償責任を問われることになった。この頃を境に、国および厚生省（現・厚生労働省）はワクチンに関して他国と比べてもかなり消極的な政策を取るようになって、今に至る。[*2]

一九九三年にはMMRワクチンは中止になり、一九九四年には予防接種法が改正され、全てのワクチンが「義務規定」から「勧奨（努力）規定」に緩和された。また「集団接種」から「個別接種」へと変更された。

インフルエンザワクチンが命を守っていた

インフルエンザワクチンも似たような運命をたどっている。一九七七〜八七年は小中学生に対して学校内でインフルエンザワクチンの集団接種が行われていた。しかし一九八七年、前橋市医師会によるインフルエンザワクチン集団接種の効果を疑問視した報告書（前橋レポート）が公開された。調査の結果はインフルエンザワクチンは感染予防に有効であるものの、当時言われていた70％よりは低いというものであったのだが、この報告書ではあたかもインフルエンザワクチン集団接種が有効ではないかのように説明されていた。[*3]また、インフルエンザワクチン接種後の（インフルエンザワクチンとの因果関係は明らかではない）脳症・脳炎などの有害事象が報告され、国に損害賠償を求める訴訟も起きた。その結果として、同年に保護者の同意を得た希望者のみに実施するように法律が改正され、一九九四年には予防接種法の対象疾患からインフルエンザが削除され、任意接種となった。

二〇〇一年に医学雑誌『ニューイングランド・ジャーナル・オブ・メディシン』に発表された研究[*4]では、**インフルエンザワクチンの集団接種を中止した頃から、日本でインフルエンザや肺炎による死亡（主に高齢者）が増加したと報告されており、小中学生にワクチンを接種することで、高齢者がインフルエンザから守られていたことが分かった。**

この研究の結果、**インフルエンザワクチンの集団接種により年間3万7000〜4万9000人の命が救われる**と推計され、ワクチンによるいわゆる集団免疫の効果が示された。この論文は集団免疫の重要性という点で非常にインパクトが大きく、アメリカでインフルエンザワクチンの全国民（6か月未満の乳児や一部の禁忌を除く）への接種が推奨される根拠の1つになったと言われている。

このような歴史的な背景の上に、現代の日本における2つのワクチンの課題である、ヒトパピローマウイルス（ＨＰＶ）ワクチンと新型コロナウイルスワクチンの問題があるのである。

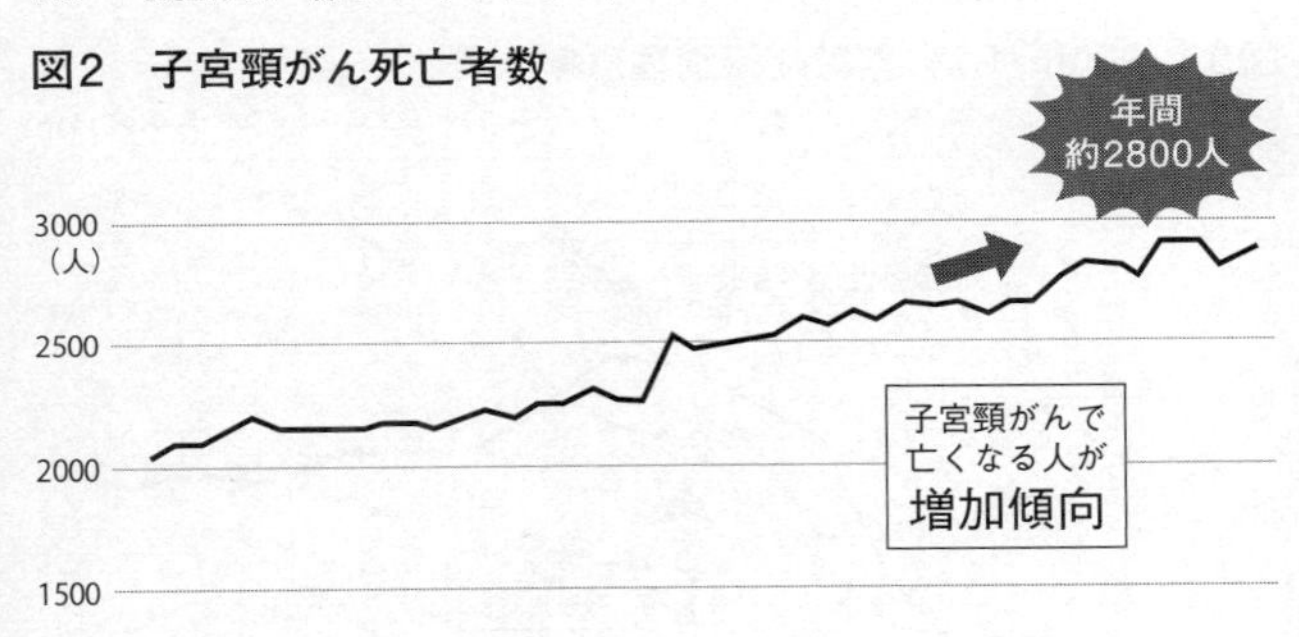

・多くの先進国では子宮頸がんで亡くなる人は検診の普及で減少
・世界全体では検診とワクチンの普及で病気になる人が減る予測
・日本では子宮頸がんになる人も亡くなる人も増える傾向にある
国立がん研究センターがん情報サービス「がん登録・統計」データから子宮頸がんとしての報告数より作成

ワクチンで救えるはずの女性の命

ＨＰＶとは女性の子宮頸がんをはじめとして、男性もかかる中咽頭がん、肛門(こうもん)がん、陰茎がんなどを起こすウイルスである。子宮頸がんは日本では年間約1万人が罹患(りかん)し、約２８００人が死亡しており、患者数・死亡者数とも増えている（上の図２）。

20〜40代で多く見られる「若い人がかかるがん」であり、残念ながら**検診を定期的に受けているだけでは十分に防ぐことができない病気**である。たとえ治療により命は助かったとしても、治療の影響で流産のリスクが上がってしまったり、そもそも子宮全摘出術が

図3　子宮頸がんの年齢階級別罹患率

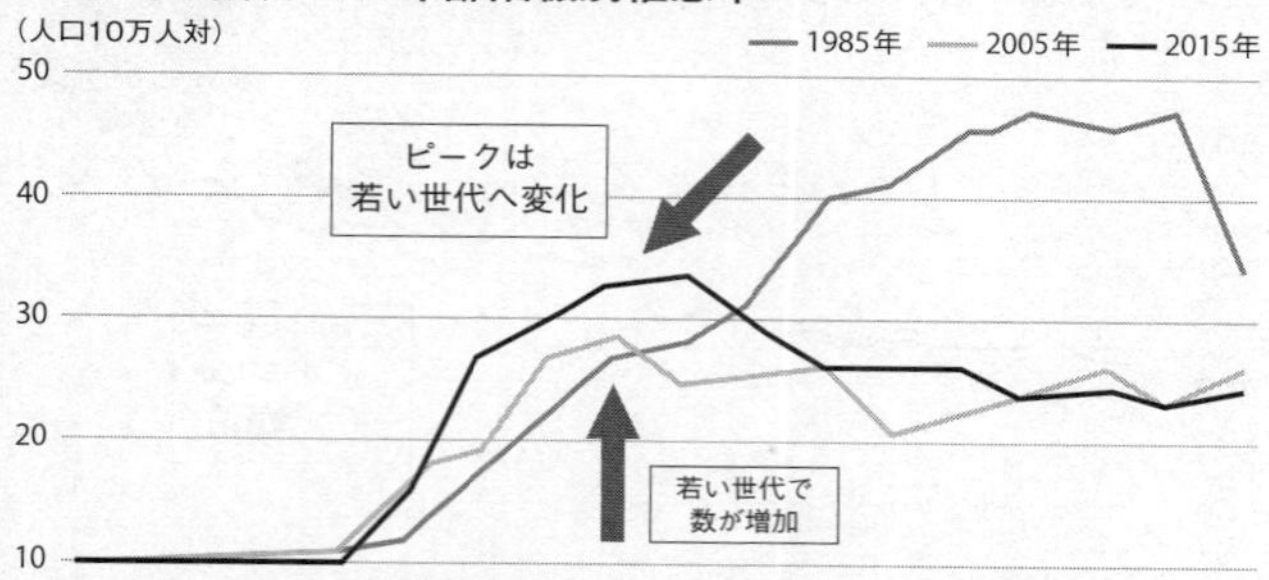

・子宮頸がんは若い人がかかる病気に変化　・30代で子宮頸がんになる人が増加
・子宮頸がんになると治療が必要となり、妊娠に影響する
国立がん研究センターがん情報サービス「がん登録・統計」データから子宮頸がんとしての報告数より作成

必要になったりする。

ＨＰＶは性交渉の経験があれば誰でも感染する可能性があり、**性交渉の経験のある人の約80％はＨＰＶに感染していると推計**されている。ほとんどの場合は自然に排除されるが、ウイルスが排除されずに長期間感染が続くと、数年以上の年月を経て、**肛門がん、中咽頭がん、尖圭コンジローマなどを、これらに加えて男性の場合は陰茎がん、女性は子宮頸がんを引き起こすことがある。**

子宮頸がんの95％以上はＨＰＶ感染が原因であると言われている。ＨＰＶの中でも特にがんになりやすいと言われているのが、ＨＰＶ16型、ＨＰＶ18型だが、これらは**ＨＰＶワクチンによって予防することができる。**新潟県で行われた研究[*5]では、ワクチンの接種によりＨＰＶ（16、18型）感染のリスクを約94％減少させることができると報告されており、非常に有効性の高いワクチンであることが分かっている。さらにスウェーデンから報告された最新の研究結果では[＊6]、**ＨＰＶワクチンによって子宮頸がん自体のリスクを減少させる**ことも証明されている。

日本では二〇〇九年十月にグラクソ・スミスクライン社のＨＰＶワクチン「サーバリックス」が薬事承認され、同年十二月から販売が開始された。二〇一〇年に接種費用が公費によって負担されるようになり、同年十一月には公費負担による子宮頸がん等予防ワクチン接種緊急促進事業が開始され[＊7]、二〇一三年四月にはＨＰＶワクチンは予防接種法に基づき定期接種化された。少しさかのぼって二〇一三年三月頃から、ワクチンとの因果関係が明らかではない、失神、広範な疼痛、運動障害をきたす症例が報告され、ワクチンの副反応ではないかという報道がメディアでなされた。これを受けて同年六月には、国は症状の頻度や因果関係の有無などを詳細に調査するまでの間、ＨＰＶワクチンの積極的な接種勧奨の一時差し控えを決定した。

二〇一八年に報告された名古屋市で行われた2万9846人を対象とした調査では[＊8]、ＨＰＶワクチン接種歴のない女子でも、ＨＰＶワクチン接種歴がある女子に報告されているような多様な症状を呈する人が同程度存在しており、**ＨＰＶワクチン接種とこれらの症状との間に因果関係がない**と報告されている。実はこの研究はＨＰＶワクチンと多様な症状との間に因果関係があるという仮説で行われた調査研究だったのだが、ふたを開けてみるとこの二者の間に関係性を認めないという結果であったのである。

このような状況にもかかわらず、日本ではHPVワクチンの積極的な接種勧奨が何年も中止されていた。[*9]その結果として、**二〇一二年の段階で約67%の女子がHPVワクチンを接種していたにもかかわらず、二〇一六年にはこの数字は0・3%まで落ち込んだ。**[*10]二〇一九年でも0・6%である（次頁の図4）。

二〇二一年十一月、ようやく積極的な接種勧奨の再開が決まった。接種率の改善を期待したい。

ワクチンで子宮頸がんを撲滅しつつある国もある

その間に、世界中の国ではHPVワクチンの接種が進んでおり、その成果が明らかになってきている。例えば、**世界の他の国では子宮頸がんによる死亡者数は減っているのにもかかわらず、日本では増えているのだ。**

日本で死亡者数が増えている理由がHPVワクチンの積極的な接種勧奨の中止かどうかははっきりしないものの、他の国での死亡率低下はHPVワクチンの影響が大きいと考えられる。次頁の図5にも載っている、HPVワクチンの接種を積極的に進めている

図4　2019年のHPVワクチン接種率（各国比較）

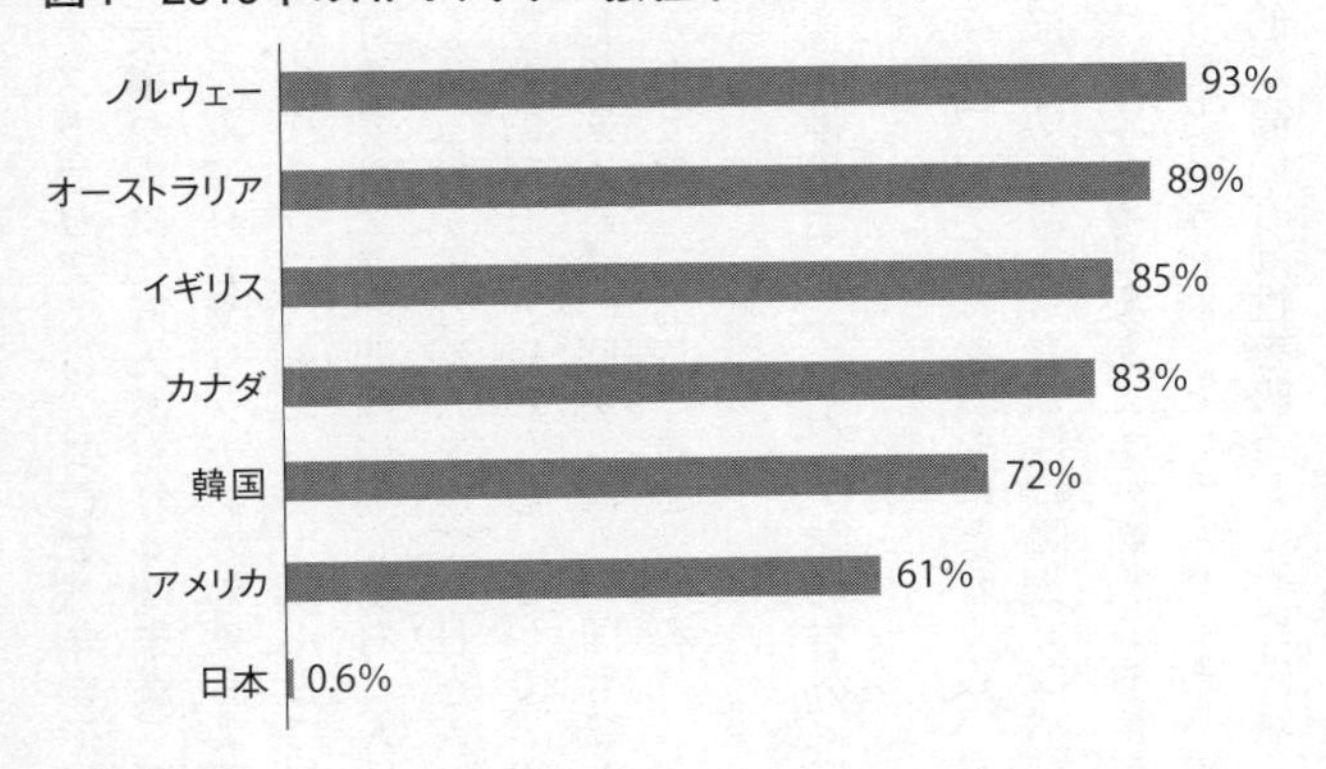

出典：WHO

図5　各国の子宮頸がん死亡率（年齢調整後）の推移

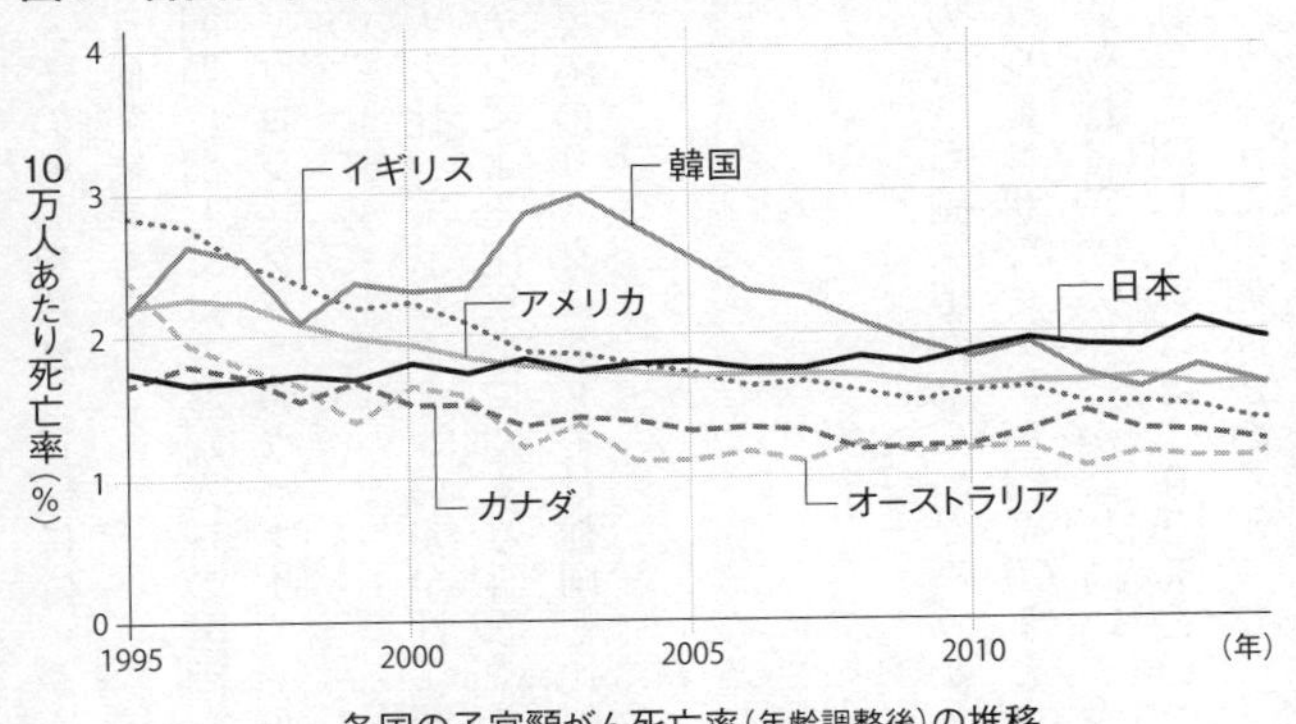

各国の子宮頸がん死亡率（年齢調整後）の推移

出典：WHO

オーストラリアでは、二〇二八年までに子宮頸がんそのものを撲滅（正確には、がんの発症率が人口10万人あたり4例未満）できるという研究結果[*11]もある。

ちなみにHPVワクチンの効果および副反応の問題に関しては、産婦人科の医師を中心に形成された「みんパピ！みんなで知ろうHPVプロジェクト」のウェブサイトが分かりやすい。この問題に関心がある人はぜひ一度のぞいてみてほしい。

色々な歴史的な流れを経て、日本人は他の国の人と比べてもワクチンの安全性に関して懐疑的であると思われる。そして、MMRワクチンによる副反応に関する訴訟や、その他の薬害訴訟の歴史もあり、国もワクチンの副反応のリスクに関しては他国と比べてもかなり慎重である印象を受ける。

新型コロナワクチンの有効性

新型コロナのワクチンはどれくらい有効で、どのような副反応があるのだろうか？

発症予防に対する有効性に関しては、季節性インフルエンザワクチンが30～70％と言われている[*12]のと比較しても、新型コロナワクチンの有効性は70～95％とかなり高い。入院やICU入室を防ぐという意味である**重症化予防効果に関してはほぼ100％という驚異的に高い有効性を誇る。**変異株に対しては有効性が下がる可能性があるが、ファイザ

ー社製などの**mRNAワクチンはすぐにアップデートしたワクチンを開発製造すること**
ができるという強みがある。
副反応に関しても、臨床試験で評価できるような短期的なものに関しては、偽薬（ワクチンの有効成分が含まれていない液体のこと）を接種した人たちと比べて増えておらず、安全性はかなり高いと考えられる。長期的な副反応に関してはまだ分かっていない部分もあるが、**少なくとも現時点では接種しないで新型コロナに感染するリスクと比べると、接種することで得られる便益の方が大きい**と筆者は考える。

接種をしないリスクとは

ワクチンの安全性をむやみに信じて、やみくもに接種を勧奨するべきではないという意見には筆者も同意している。また、病気の人に薬を処方するのと違って、ワクチンは健康な人に投与するものなので、それによって病気になってしまうことは最大限避けなければいけないというのも理解できる。

しかしその一方で、**「ワクチンを接種しないことのリスク」**も考慮する必要があるだろう。この視点が日本では不十分であるように思われる。HPVワクチンの接種の勧奨を止めていたことが原因で、これから**毎年何人もの死ななくてもよい女性が子宮頸がん**

で亡くなり続けることになる。毎年何人もの女性が未然に防げたはずの子宮頸がんになり、子宮の手術を受け、場合によっては妊娠できなくなってしまうだろう。

新型コロナワクチンでも同様である。若者は新型コロナにかかっても比較的症状が軽いかもしれない。しかし、その中にも重症化して、その後の後遺症に苦しむ人がいる。たとえ重症化しなくても新型コロナ感染症には、治ったあとにも、倦怠感、味覚や嗅覚障害、認知機能の低下、頭がぼーっとする、などのLong COVIDと呼ばれる後遺症が残ってしまう可能性が報告されている。新型コロナワクチンによって起こる軽度な副反応（接種部位の腫れ、倦怠感、筋肉痛など）は比較的高頻度で見られるが、深刻な副反応であるアナフィラキシーは極めてまれであり、これらのリスクと比べたら、自然感染のリスクははるかに高いと私は考える。これこそが「ワクチンを接種しないことのリスク」である。

これらのワクチンを接種するかどうか、最終的に判断をするのは個々人であるが、**個人も国もワクチンのメリットとデメリットをしっかりと理解して、最善の判断をしてほしいと切に願う。**

RULES

ワクチンは感染症と戦うための大きな武器である

日本ではＨＰＶワクチンへの誤解が広まり、接種率が一時０・３％まで激減。その結果、多くの女性が子宮を失ったり命を落としたりしている現状がある

新型コロナワクチンの有効性は高い。過度に副反応を恐れず、メリットとデメリットを正確に理解し、接種の判断をすることが重要

COLUMN 5
エビデンスについて

本書で紹介してきた健康習慣は、確固たる科学的根拠（エビデンス）に基づいたものである。このエビデンスとは何か、**エビデンスにもレベルがある**ということを紹介したい。

「エビデンス」は日本語では「科学的根拠」と訳され、研究結果のことを意味する言葉である。ある研究によって、特定の食品が健康に良いことが分かったとすると、この事実のことをエビデンスと呼ぶ。

また、**数字を使えば全てエビデンスになる訳ではない**。アンケート調査をして、「満足している」や「やや不満である」という人たちの割合を円グラフで表したものを目にしたことがある人も多いだろう。残念ながら、こういったもののことを私たち研究者はエビデンスとは呼ばない。**エビデンスとは、より高度な手法を用いて評価された研究の結果**のことであり、よって信頼性が高いものを指す。

多くの場合、エビデンスは論文になっている。論文になっていれば全て信頼できる訳ではないのだが、論文になる過程では一般的に3名以上の研究者が**査読**（「はじめに」でも少し触れたが、中立な第三者である専門家が論文を読み、解析方法は妥当か、内容が信頼に値するかなど論文の質のチェックを行うこと）を行い、研究が正しい方法で行われているかどうか、研究結果から導き出された結論が妥当かなどの評価が行われる。この評価に耐え、医学雑誌の編集長が合格を出した研究結果だけが論文として掲載されるのである。

ドラマなどで、医師同士が躍起になって論文を雑誌に掲載させようとしているのを観たことがある人もいるだろう。論文を雑誌に載せることはそれくらい厳しい戦いなのである。**論文になっていない研究結果は、誰のチェックも受けていないということになるので、**どこまで信頼できるかは分からない。**学会発表も、（少なくとも医学の世界では）論文ほど厳しいチェックを受けないので、それほどあてにならない。**学会によっては審査を経た質の高い研究のみ発表させてもらえるものもあるが、申し込んだ研究はほぼ全て発表できる学会もある。本当に質の高い研究であれば、学会発表の後にいずれは論文化されて雑誌に掲載されることが多いので、論文になるまで待つというのもよい方法だろう。

エビデンスの元となる研究には大きく分けて3つある。1つ目は、人がどのような生活をしているか調査して、その人たちが何年後かに病気になっている確率を評価する方法であり、これを**「観察研究」**と呼ぶ。もちろん健康的な生活をしている人と、不健康な生活をしている人とは多くの点において違うので、単純に比較することはできない。そこで、健康に関する多くの情報を入手して、それらの影響を統計的な手法を用いて取り除いた上で、例えば食事や運動習慣の違いによって病気になる確率がどれくらい変わってくるのかを解析する。

2つ目の方法は、ある集団で順番にコインを投げ、表が出たら介入（ある食品を食べる、薬を飲むなど）を受けてもらい、裏が出たら介入をしない（もしくは偽薬と呼ばれる何の効果もない薬を飲んでもらう）というものである。コインで表が出るか裏が出るかは完全に偶然によって決まるので、全ての人においてどちらのグループに割り振られるかは偶然で決まる（実際にはコインは使わないが、概念としては同じ）。このような方法を取ると、この2つのグループで唯一異なるのは、介入を受けたか受けなかったかということになるので、この2つのグループを追跡して、その後に健康状態や病気になる確率を比較することで、介入の効果を正しく評価することができる。これは**「ランダム化比較試験」**と呼ばれる手法である。

観察研究の場合には、調査でデータとして集められていない要因に関しては影響を取り除くことはできないという欠点があるが、ランダム化比較試験の場合には、介入を受けたかどうかの点以外に関して（コインがたまたま表になった人と裏になった人を比べているだけなので)、ありとあらゆる点において2つのグループはそっくりである。よって、**観察研究よりランダム化比較試験の方が信頼できる優れた研究方法**であるとされている。

3つ目は、前述の研究やランダム化比較試験をとりまとめたもので、**「メタアナリシス」**と呼ばれる。テレビである食品が健康に良いという研究結果が紹介されていたとする。しかし、実はその研究以外にも複数の研究があり、他の研究ではその食品は健康に悪いという結果が得られていたかもしれない。10の研究があり、5つは健康に良いという結果で、残りの5つは健康に悪いという結果かもしれない。この場合はどう解釈したらよいのだろうか？　世の中には複数の研究が存在していることも多く、それらは必ずしも同じ結果を示すとは限らない。このように**複数の研究結果がある場合に、それらをとりまとめて、全体としてどのような傾向があるかを評価する方法がメタアナリシスである。**

メタアナリシスには重要なルールがある。研究結果が100あったら、それらを全て偏りなく評価することが求められる。研究者が自分の主張にとって都合のよい研究結果だけを**「選り好み」することは許されていない**。多くの人には1つ1つの研究をじっくりと吟味する時間はないかもしれないが、メタアナリシスの結果を知ることで全体像が見えてくる。一般的に、**メタアナリシスの方が単独の研究結果よりも信頼できる**と言える。

メタアナリシスには、観察研究をまとめたもの、ランダム化比較試験をまとめたものがある（これら両方をまとめたものもある）。前述のように、ランダム化比較試験の方が観察研究よりも信頼できるため、ランダム化比較試験をまとめた**メタアナリシスが最も信頼できる「最強のエビデンス」である**と言うことができる。本書では、専門用語をできるだけ避ける目的で、メタアナリシスのことを「複数の研究を統合した研究」や「〇〇個の研究をまとめた論文」などと表現した。

私は調べなくてはいけないことがあれば、まずはメタアナリシスを探す。似たものとして、**「システマティックレビュー」**（こちらの方が広いコンセプトであり、系統立てて論文をとりまとめるだけで、メタアナリシスのように複数の研究結果を統計的にとりまとめないものも含まれる）というものがあるので、そちらを探すこともある。それでまず全体像を理解した上で、必要があれば元となった個々の研究結果が掲載された論文を読む。

まとめると次頁の図1のようになる。最も信頼できるのはメタアナリシス（システマティックレビュー）、次にランダム化比較試験、そして観察研究の順となる。**たとえ医師などの専門家のものであろうと、エビデンスに基づかない意見は参考程度にしかできない**と覚えておいてほしい。たとえ**「〇〇万人の患者を診たベテラン医師」や「ノーベル賞受賞者」や「××大学名誉教授」が言ったことだからといってすぐに信用してはい**

図1　「ランダム化比較試験のメタアナリシス」が最強のエビデンス

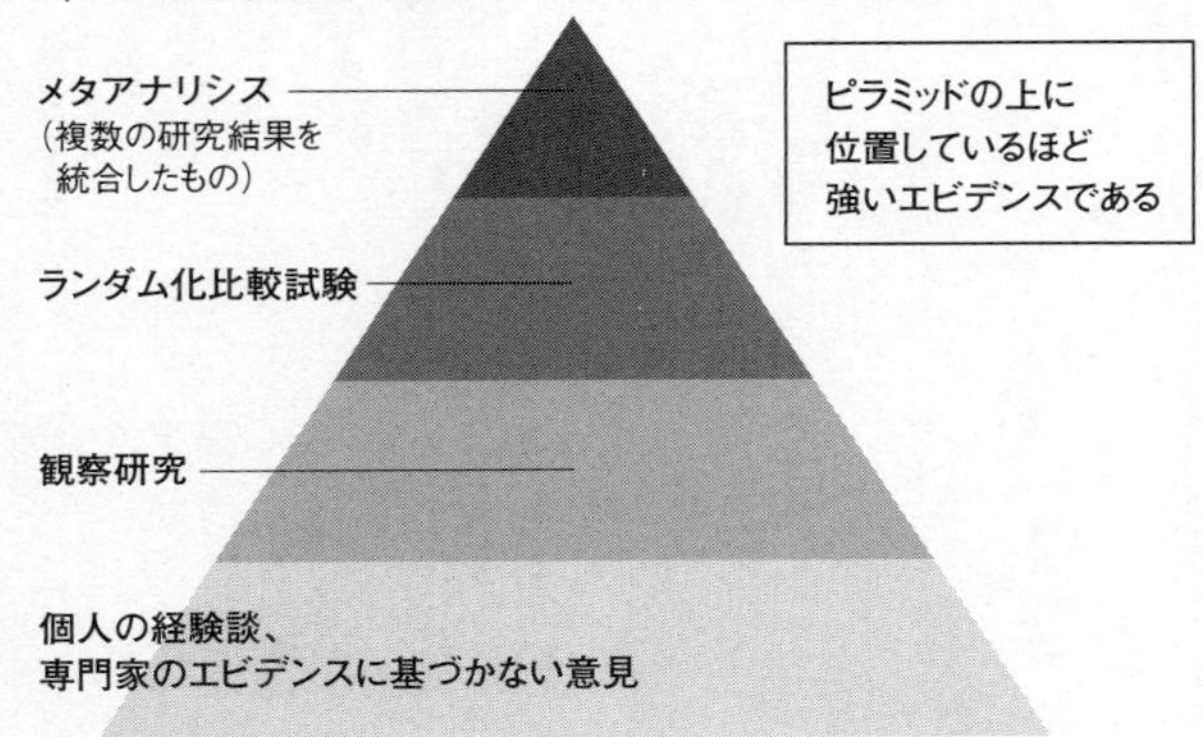

Guyatt G. 2015を元に筆者作成

けない。きちんとした手順を踏んだエビデンスに基づかない限り、それはただの「意見」に過ぎないのである。

本書ではこのピラミッドのうち、エビデンスレベルの高いもののみを取り上げている。それがどのような論文に基づくものかも巻末に明記した。

健康習慣に関わる研究は現在も行われており、新しい知見は常に生まれている。しかし本書の内容は数多くの信頼できる研究に基づいているので、ここで推奨されている内容が、近い将来、新しい研究結果によって大幅に変わることは考えにくい。

それでもなお、残念ながらまだ分かっていないことは多い。そのようなエビデンスが存在しない（あるいは不十分である）領域に関しては、筆者が医学的なメカニズムをもとに「おそらくこう考えられる」という内容を補足した。エビデンスが確立している部分と、そのように補足した部分は識別できるよう細心の注意を払っている。

おわりに

二〇一八年に健康的な食事に関する本を上梓し、ありがたいことに多くの人に手に取って頂いた。思ったより多くの人が、健康的な食事に関する正しい情報を得ることができずに困っていることを知り驚いた。そして、その本を読んだ多くの読者から、食事以外のことについても教えてほしいというリクエストを頂いていた。

たしかに食事は私たちの日々の生活の1つのピースでしかない。運動、睡眠、入浴など**私たちは毎日数多くの「健康に関係する活動」をしており、その1つ1つの意思決定が、自分では気づかないくらいの小さなペースで、私たちを少しずつ健康に近づけたり、遠ざけたりしている。**

書店に行ったりインターネットを開けば、これらに関する情報は簡単に手に入る。ただし問題なのは、**それらの情報が必ずしも正しくない**ということである。残念なことに不正確な情報が氾濫しているため、その中から正しい情報を見つけることは非常に難しい。英語では「干し草の山から針を探す」という言い回しがあるが、巷にある健康情報から医学的、科学的に正しいものを選択することはまさにそのような作業だ。

さらに多くの人にはそもそも書店やインターネットでリサーチをして、正しい健康情報を調べる時間すらない。人から聞いたり、テレビで言っていたことを真に受けたり、SNSで流れてくる情報をなんとなく信じてしまうというのが現実ではないだろうか。それでは正しい健康情報にはなかなかたどり着かないし、結果として健康になることは難しい。

忙しい現代人に代わって私が正しい健康情報をまとめ、それを医学知識のない人にでも分かるように平易な言葉で説明したら助かる人もいるのではないか。そのように考えて3年半かけて執筆したのがこの本である。

この本で説明しているのは今日からどのように生活習慣を変えるべきかという情報と、その理由および研究結果から分かっていることである。自分がどうするべきか結論だけ知りたい方は、この本を1冊読めば十分だろう。一方で、よりきちんと勉強したい方は、この本で紹介した論文などを読めば、理解が深まるだろう。

本書は私1人の力で完成したものではなく、多くの方にご協力を頂くことではじめて書き上げることができた1冊である。本書は「小説すばる」に連載していた記事に、書き下ろしの内容を加えた単行本の文庫化である。単行本担当編集者であった伊藤亮氏と、「小説すばる」の担当編集者であった木倉優氏の疑問に答えるという形で執筆を進めた。

単行本の文庫化は、東本恵一氏に担当して頂いた。伊藤氏および東本氏には、編集のプロとしてこの本の質を高めて頂いた。おふたりの支えなしにこの本は完成しておらず、感謝の言葉は尽きない。

「はじめに」でお名前を挙げさせて頂いた先生がたにも改めて御礼を申し上げたい。きめ細やかなチェックによって信頼性の高い内容にすることができた。また、二〇二〇年に上梓した『世界中の医学研究を徹底的に比較してわかった最高のがん治療』（ダイヤモンド社）の共著者である勝俣範之（かつまたのりゆき）先生と大須賀覚（おおすかさとる）先生にも御礼を申し上げたい。本書内のコラム「標準治療とは」は、その共著の一部を元にして書かせて頂いた。さらに、大阪母子医療センターの今西洋介先生にも本全体の構成に関して支援を受けた。この場をお借りして御礼申し上げる。

多くの方の協力を受けて完成した本書であるが、本文中の誤りの一切は筆者の責によるものであることをお断りしておく。

私たちの多くは、毎日元気に健康に暮らしたいと思っていることだろう。でもそれを実現するために具体的に何を実践しているかという話になると、とたんに雲行きが怪しくなる。色々なことを取り入れてはいても、胸を張ってその全てが科学的に正しいと言える人は多くないだろう。

正しい知識を身につければ、正しい判断ができるようになる確率が上がる。生活習慣に関する正しい知識を1冊の本にまとめて、多くの人に読んで頂くことができれば、健康になれる人を増やすことができる。**この本を通じて、1人でも多くの人が健康で幸せな人生を送ることができるようになることを、心から願っている。**

注 釈

RULE 1

*1 Daghlas I et al. Sleep Duration and Myocardial Infarction. J Am Coll Cardiol. 2019;74(10):1304-1314.

*2 Domínguez F et al. Association of Sleep Duration and Quality With Subclinical Atherosclerosis. J Am Coll Cardiol. 2019;73(2):134-144.

*3 Genuardi MV et al. Association of Short Sleep Duration and Atrial Fibrillation. Chest. 2019;156(3):544-552.

*4 Besedovsky L et al. Sleep and immune function. Pflügers Arch. 2012;463(1):121-137.

*5 Kurina LM et al. Sleep duration and all-cause mortality: a critical review of measurement and associations. Ann Epidemiol. 2013;23(6):361-370.

*6 Patel SR & Hu FB. Short Sleep Duration and Weight Gain: A Systematic Review. Obesity(Silver Spring). 2008;16(3):643-653.

*7 Cappuccio FP et al. Meta-Analysis of Short Sleep Duration and Obesity in Children and Adults. Sleep. 2008;31(5):619-626.

*8 Spiegel K et al. Brief Communication: Sleep Curtailment in Healthy Young Men Is Associated with Decreased Leptin Levels, Elevated Ghrelin Levels, and Increased Hunger and Appetite. Ann Intern Med. 2004;141(11):846-850.

*9 Greer SM et al. The impact of sleep deprivation on food desire in the human brain. Nat Commun. 2013;4:2259.

*10 Van Dongen HPA et al. The Cumulative Cost of Additional Wakefulness: Dose-Response Effects on Neurobehavioral Functions and Sleep Physiology From Chronic Sleep Restriction and Total Sleep Deprivation. Sleep. 2003;26(2):117-126.

*11 Hafner M et al. Why Sleep Matters — The Economic Costs of Insufficient Sleep: A Cross-Country Comparative Analysis. Rand Health Q. 2017;6(4):11.

*12 [https://www.sleepfoundation.org/how-sleep-works/how-much-sleep-do-we-really-need]を参照。

*13 Dunster GP et al. Sleepmore in Seattle: Later school start times are associated with more sleep and better performance in high school students. Sci Adv. 2018;4(12):eaau6200.

*14 [https://www.economist.com/1843/2018/03/01/which-countries-get-the-most-sleep]を参照。

後注1　くじ引きやコインを投げたその結果によって、介入（薬を飲むなど）を受けるグループと受けないグループの2つに割り付ける手法のことを、ランダム化比較試験（Randomized Controlled Trial;RCT）と呼ぶ（ＣＯＬＵＭＮ5「エビデンスについて」で詳説）。この研究では、遺伝的な違いによって生まれながらにして睡眠時間が短い人と長い人がいることを利用することで、ＲＣＴのような状況を作り出す研究手法（「メンデルのランダム化解析」と呼ばれる）が用いられており、よって結果の信頼性は高いと考えられる。

後注2　くじ引きやコインを投げたその結果によって、介入（薬を飲むなど）を受けるグループと受けないグループの2つに割り付けるＲＣＴ。ＲＣＴでは2つのグループの唯一の違いは介入を受けたかどうかであるため、介入の因果効果を正しく評価できる。一方で、このような実験を行わずに、集団を外から観察して、その中で介入を受けていたグループと、受けていなかったグループを比較する研究手法があり、それは「観察研究」と呼ばれる。この場合、2つのグループは色々な点で異なるため、本当に介入の影響を見ているのか、その他の要因の影響を見ているだけなのか見分けることが難しい。年齢や性別などデータに含まれる要因に関しては、統計的な手法を用いることで影響を取り除いて比較することができるのだが、「健康意識」などデータに含まれない要因の影響は統計的に取り除くことができないため、観察研究から得られた結果は、ＲＣＴから得られた結果よりも信頼性が低いとされている。

RULE 2

＊1　Bouvard V et al. Carcinogenicity of consumption of red and processed meat. Lancet Oncol. 2015;16(16):1599-1600.

＊2　Takachi R et al. Red meat intake may increase the risk of colon cancer in Japanese, a population with relatively low red meat consumption. Asia Pac J Clin Nutr. 2011;20(4):603-612.

＊3　Wang X et al. Red and processed meat consumption and mortality: dose-response meta-analysis of prospective cohort studies. Public Health Nutr. 2016;19(5):893-905.

＊4　Kaluza J et al. Red Meat Consumption and Risk of Stroke: A Meta-Analysis of Prospective Studies. Stroke. 2012;43(10):2556-2560.

＊5　Hu EA et al. White rice consumption and risk of type 2 diabetes: meta-analysis and systematic review. BMJ. 2012;344:e1454.

＊6　Nanri A et al. Rice intake and type 2 diabetes in Japanese men and women: the Japan Public Health Center-based Prospective Study. Am J Clin Nutr. 2010;92(6):1468-1477.

＊7 Aune D et al. Whole grain consumption and risk of cardiovascular disease, cancer, and all cause and cause specific mortality: systematic review and dose-response meta-analysis of prospective studies. BMJ. 2016;353:i2716.

＊8 Pimpin L et al. Is Butter Back? A Systematic Review and Meta-Analysis of Butter Consumption and Risk of Cardiovascular Disease, Diabetes, and Total Mortality. PLoS One. 2016;11(6):e0158118.

＊9 Zhao LG et al. Fish consumption and all-cause mortality: a meta-analysis of cohort studies. Eur J Clin Nutr. 2016;70(2):155-161.

＊10 Yamagishi K et al. Fish, ω-3 Polyunsaturated Fatty Acids, and Mortality From Cardiovascular Diseases in a Nationwide Community-Based Cohort of Japanese Men and Women The JACC (Japan Collaborative Cohort Study for Evaluation of Cancer Risk) Study. J Am Coll Cardiol. 2008;52(12):988-996.

＊11 Mozaffarian D & Rimm EB. Fish Intake, Contaminants, and Human Health: Evaluating the Risks and the Benefits. JAMA. 2006;296(15):1885-1899.

＊12 Zheng JS et al. Intake of fish and marine n-3 polyunsaturated fatty acids and risk of breast cancer: meta-analysis of data from 21 independent prospective cohort studies. BMJ. 2013;346:f3706.

＊13 Wu S et al. Fish Consumption and Colorectal Cancer Risk in Humans: A Systematic Review and Meta-analysis. Am J Med. 2012;125(6):551-559.e5.
ただし、日本人におけるエビデンスは不十分である。

＊14 Song J et al. Fish Consumption and Lung Cancer Risk: Systematic Review and Meta-Analysis. Nutr Cancer. 2014;66(4):539-549.

＊15 Wu S et al. Fish consumption and the risk of gastric cancer: systematic review and meta-analysis. BMC Cancer. 2011;11:26.

＊16 Szymanski KM et al. Fish consumption and prostate cancer risk: a review and meta-analysis. Am J Clin Nutr. 2010;92(5):1223-1233.

＊17 Wang X et al. Fruit and vegetable consumption and mortality from all causes, cardiovascular disease, and cancer: systematic review and dose-response meta-analysis of prospective cohort studies. BMJ. 2014;349:g4490.

＊18 Li M et al. Fruit and vegetable intake and risk of type 2 diabetes mellitus: meta-analysis of prospective cohort studies. BMJ Open. 2014;4(11):e005497.

*19 Zong G et al. Whole Grain Intake and Mortality From All Causes, Cardiovascular Disease, and Cancer: A Meta-Analysis of Prospective Cohort Studies. Circulation. 2016;133(24):2370-2380.

*20 Mellen PB et al. Whole grain intake and cardiovascular disease: a meta-analysis. Nutr Metab Cardiovasc Dis. 2008;18(4):283-290.

*21 de Munter JSL et al. Whole Grain, Bran, and Germ Intake and Risk of Type 2 Diabetes: A Prospective Cohort Study and Systematic Review. PLoS Med. 2007;4(8):e261.

*22 Estruch R et al. Primary Prevention of Cardiovascular Disease with a Mediterranean Diet. N Engl J Med. 2013;368(14):1279-1290.
研究プロトコールに問題のあった参加施設を認めたためこの論文は一度撤回され、それらの施設のデータを除外し、再解析した論文（結果はあまり変わらなかった）が二〇一八年に同じ医学雑誌に再掲載されている。
Estruch R et al. Primary Prevention of Cardiovascular Disease with a Mediterranean Diet Supplemented with Extra-Virgin Olive Oil or Nuts. N Engl J Med. 2018;378(25):e34.

*23 Toledo E et al. Mediterranean Diet and Invasive Breast Cancer Risk Among Women at High Cardiovascular Risk in the PREDIMED Trial: A Randomized Clinical Trial. JAMA Intern Med. 2015;175(11):1752-1760.

*24 Salas-Salvadó J et al. Prevention of Diabetes With Mediterranean Diets: A Subgroup Analysis of a Randomized Trial. Ann Intern Med. 2014;160(1):1-10.

*25 Bao Y et al. Association of Nut Consumption with Total and Cause-Specific Mortality. N Engl J Med. 2013;369(21):2001-2011.

*26 Luu HN et al. Prospective Evaluation of the Association of Nut/Peanut Consumption With Total and Cause-Specific Mortality. JAMA Intern Med. 2015;175(5):755-766.

後注1 「統計的に有意」とは、偶然では説明できない強い関係性が認められることを意味する。

後注2 アメリカ人においては赤い肉の摂取量が多いほど死亡率が高かったが、欧州やアジアの人では関係は明らかではなかった。

後注3 日本人を対象とした研究では、果物の摂取量が多いほど脳卒中や心血管イベント（脳卒中や心筋梗塞を合わせたもの）による死亡率、そして総死亡率が低いという結果だった。しかし、野菜については心血管イベントによる死亡率とは関連があったが、総死亡率との間には有意な関連は認められなかった。日本人は果物の摂取量が少なく、野菜の摂取量が多いことも関係があるのかもしれない。

COLUMN 1　妊婦の食事

*1　Levine SZ et al. Association of Maternal Use of Folic Acid and Multivitamin Supplements in the Periods Before and During Pregnancy With the Risk of Autism Spectrum Disorder in Offspring. JAMA Psychiatry. 2018;75(2):176-184.

*2　Surén P et al. Association Between Maternal Use of Folic Acid Supplements and Risk of Autism Spectrum Disorders in Children. JAMA. 2013;309(6):570-577.

*3　Virk J et al. Preconceptional and prenatal supplementary folic acid and multivitamin intake and autism spectrum disorders. Autism. 2016;20(6):710-718.

*4　Strøm M et al. Research Letter: Folic acid supplementation and intake of folate in pregnancy in relation to offspring risk of autism spectrum disorder. Psychol Med. 2018;48(6):1048-1054.

*5　Feng Y et al. Maternal Folic Acid Supplementation and the Risk of Congenital Heart Defects in Offspring: A Meta-Analysis of Epidemiological Observational Studies. Sci Rep. 2015;5:8506.

*6　Force USPST et al. Folic Acid Supplementation for the Prevention of Neural Tube Defects: US Preventive Services Task Force Recommendation Statement. JAMA. 2017;317(2):183-189.

*7　Bi WG et al. Association Between Vitamin D Supplementation During Pregnancy and Offspring Growth, Morbidity, and Mortality: A Systematic Review and Meta-analysis. JAMA Pediatr. 2018;172(7):635-645.

*8　中林正雄「妊娠中毒症の栄養管理指針」『日産婦誌』1999;51:N507-N510.

*9　厚生労働省「妊産婦のための食生活指針『健やか親子21』推進検討会報告書」二〇〇六年

*10　Garner CD. Nutrition in pregnancy. UpToDate. 2019. [https://www.uptodate.com/contents/nutrition-in-pregnancy]

RULE3

*1　Lee IM et al. Association of Step Volume and Intensity With All-Cause Mortality in Older Women. JAMA Intern Med. 2019;179(8):1105-1112.

*2　Saint-Maurice PF et al. Association of Daily Step Count and Step Intensity With Mortality Among US Adults. JAMA. 2020;323(12):1151-1160.

*3 Althoff T et al. Large-scale physical activity data reveal worldwide activity inequality. Nature. 2017;547(7663):336-339.

*4 Lee DC et al. Running as a Key Lifestyle Medicine for Longevity. Prog Cardiovasc Dis.2017;60(1):45-55.

*5 Physical Activity Guidelines for Americans, 2nd edition. U.S. Department of Health and Human Services. 2018.

*6 Moore SC et al. Leisure Time Physical Activity of Moderate to Vigorous Intensity and Mortality: A Large Pooled Cohort Analysis. PLoS Med. 2012;9(11):e1001335.

RULE4

*1 Mozaffarian D et al. Changes in Diet and Lifestyle and Long-Term Weight Gain in Women and Men. N Engl J Med. 2011;364 (25):2392-2404.

*2 Bertoia ML et al. Changes in Intake of Fruits and Vegetables and Weight Change in United States Men and Women Followed for Up to 24 Years: Analysis from Three Prospective Cohort Studies. PLoS Med. 2015;12(9):e1001878.

*3 Seidelmann SB et al. Dietary carbohydrate intake and mortality: a prospective cohort study and meta-analysis. Lancet Public Health. 2018;3(9):e419-e428.

*4 Samaha FF et al. A Low-Carbohydrate as Compared with a Low-Fat Diet in Severe Obesity. N Engl J Med. 2003;348(21):2074-2081.

*5 Foster GD et al. A Randomized Trial of a Low-Carbohydrate Diet for Obesity. N Engl J Med. 2003;348(21):2082-2090.

*6 Yancy Jr. WS et al. A Low-Carbohydrate, Ketogenic Diet versus a Low-Fat Diet To Treat Obesity and Hyperlipidemia: a randomized, controlled trial. Ann Intern Med. 2004;140(10):769-777.

*7 Mohan V et al. Effect of Brown Rice, White Rice, and Brown Rice with Legumes on Blood Glucose and Insulin Responses in Overweight Asian Indians: A Randomized Controlled Trial. Diabetes Technol Ther. 2014;16(5):317-325.

*8 Kim TH et al. Intake of brown rice lees reduces waist circumference and improves metabolic parameters in type 2 diabetes. Nutr Res. 2011;31(2):131-138.

*9 Magnone M et al. Microgram amounts of abscisic acid in fruit extracts improve glucose tolerance and reduce insulinemia in rats and in humans. FASEB J. 2015;29(12):4783-4793.

*10 Menon M et al. Improved rice cooking approach to maximise arsenic removal while preserving nutrient elements. Sci Total Environ. 2021;755(Pt 2):143341.

＊11　Franz MJ et al. Weight-Loss Outcomes: A Systematic Review and Meta-Analysis of Weight-Loss Clinical Trials with a Minimum 1-Year Follow-Up. J Am Diet Assoc. 2007;107(10):1755-1767.

＊12　Pontzer H et al. Hunter-Gatherer Energetics and Human Obesity. PLoS One. 2012;7(7): e40503.

＊13　Melanson EL et al. Resistance to Exercise-Induced Weight Loss: Compensatory Behavioral Adaptations. Med Sci Sports Exerc. 2013;45(8):1600-1609.

＊14　Paravidino VB et al. Effect of Exercise Intensity on Spontaneous Physical Activity Energy Expenditure in Overweight Boys: A Crossover Study. PLoS One.2016;11(1): e0147141.

＊15　Thivel D et al. Is there spontaneous energy expenditure compensation in response to intensive exercise in obese youth? Pediatr Obes. 2014;9(2):147-154.

＊16　Dhurandhar EJ et al. Predicting Adult Weight change in the Real World: a systematic review and Meta-analysis Accounting for compensatory Changes in Energy Intake or Expenditure. Int J Obes (Lond). 2015;39(8):1181-1187.

＊17　Ross R et al. Reduction in Obesity and Related Comorbid Conditions after Diet-Induced Weight Loss or Exercise-Induced Weight Loss in Men. A Randomized, Controlled Trial. Ann Intern Med. 2000;133(2):92-103.

＊18　Colberg SR et al. Exercise and Type 2 Diabetes: The American College of Sports Medicine and the American Diabetes Association: joint position statement. Diabetes Care. 2010;33(12):e147-e167.

＊19　Fogelholm M & Kukkonen-Harjula K. Does physical activity prevent weight gain--a systematic review. Obes Rev. 2000;1(2):95-111.

＊20　Schoeller DA et al. How much physical activity is needed to minimize weight gain in previously obese women? Am J Clin Nutr. 1997;66(3):551-556.

＊21　Willis LH et al. Effects of aerobic and/or resistance training on body mass and fat mass in overweight or obese adults. J Appl Physiol(1985). 2012;113(12):1831-1837.

＊22　Reiner M et al. Long-term health benefits of physical activity--a systematic review of longitudinal studies. BMC Public Health. 2013;13:813.

後注１　この研究では、クロスオーバーデザインのＲＣＴが用いられた。この研究手法は、介入群と対照群を途中で入れ替えて、それに合わせて健康のデータの変化も逆転するか検証する方法である。通常のＲＣＴでは違う人たちの集団を比較するのに対して、クロスオーバーデザインは同じ人において白米を食べている状況と玄米を食べている状況を比較するので、因果効果を正しく評価できる研究手法だとされている。

COLUMN2　メタボ健診

＊1　厚生労働省「第14回保険者による健診・保健指導等に関する検討会　資料」二〇一五年
＊2　Jørgensen T et al. Effect of screening and lifestyle counselling on incidence of ischaemic heart disease in general population: Inter99 randomised trial. BMJ. 2014;348:g3617.
＊3　Krogsbøll LT et al. General health checks in adults for reducing morbidity and mortality from disease. Cochrane Database Syst Rev. 2019;1(1):CD009009.
＊4　Fukuma S et al. Association of the National Health Guidance Intervention for Obesity and Cardiovascular Risks With Health Outcomes Among Japanese Men. JAMA Intern Med. 2020;180(12):1630-1637.
＊5　鈴木亘他「特定健診・特定保健指導の効果測定：プログラム評価の計量経済学からのアプローチ」『医療経済研究』2015. 27(1): 2-39.
＊6　厚生労働省「第4回　厚生労働省版提言型政策仕分け　資料5：前回委員より指摘のあった事項について」二〇一二年

RULE 5

お酒

＊1　Wood AM et al. Risk thresholds for alcohol consumption: combined analysis of individual-participant data for 599 912 current drinkers in 83 prospective studies. Lancet. 2018;391(10129):1513-1523.
＊2　Holmes MV et al. Association between alcohol and cardiovascular disease: Mendelian randomisation analysis based on individual participant data. BMJ. 2014;349:g4164.
＊3　GBD 2016 Alcohol Collaborators. Alcohol use and burden for 195 countries and territories, 1990-2016: a systematic analysis for the Global Burden of Disease Study 2016. Lancet. 2018;392(10152):1015-1035.

タバコ

＊1　片野田耕太他「たばこ対策の健康影響および経済影響の包括的評価に関する研究」二〇一五年度

＊2 Oberg M et al. Worldwide burden of disease from exposure to second-hand smoke: a retrospective analysis of data from 192 countries. Lancet. 2011;377(9760):139-146.

＊3 Hori M et al. Secondhand smoke exposure and risk of lung cancer in Japan: a systematic review and meta-analysis of epidemiologic studies. Jpn J Clin Oncol. 2016;46(10):942-951.

＊4 Hess IM et al. A systematic review of the health risks from passive exposure to electronic cigarette vapour. Public Health Res Pract. 2016;26(2):2621617.

＊5 Centers for Disease Control and Prevention. The Health Consequences of Involuntary Exposure to Tobacco Smoke: A Report of the Surgeon General. 2006.

＊6 Auer R et al. Heat-Not-Burn Tobacco Cigarettes: Smoke by Any Other Name. JAMA Intern Med. 2017;177(7):1050-1052.

後注1　この研究で採用された9つの研究は、いずれも観察研究と呼ばれるものであった。観察研究とは、人がどのような生活をしているか調査して、その人たちが何年後かに病気になっている確率を評価する方法である。もちろん健康的な生活をしている人と、不健康な生活をしている人とは多くの点において違うので、単純に比較することはできない。そこで、健康に関する多くの情報を入手して、それらの影響を統計的な手法を用いて取り除いた上で、タバコと健康の関係を評価する。しかし実際には、「健康意識」のようにデータとして収集できない要因も複数あり、そのような場合には影響を取り除けないため、真の関係性の評価が困難となる。

RULE 6

＊1 「現代人の入浴事情２０１２」都市生活研究所、木村康代「日米お風呂調査―その１ アメリカヒアリング調査―」『都市生活レポート』1989;(11).

＊2 Harvard Health Publishing [https://www.health.harvard.edu/staying-healthy/take-a-soak-for-your-health]

＊3 Ukai T et al. Habitual tub bathing and risks of incident coronary heart disease and stroke. Heart. 2020; 106(10):732-737.

＊4 Laukkanen JA et al. Cardiovascular and Other Health Benefits of Sauna Bathing: A Review of the Evidence. Mayo Clin Proc. 2018;93(8):1111-1121.

＊5 Källström M et al. Effects of sauna bath on heart failure: A systematic review and meta-analysis. Clin Cardiol. 2018;41(11): 1491-1501.

＊6 Milunsky A et al. Maternal Heat Exposure and Neural Tube Defects. JAMA. 1992;268(7):882-885.

＊7 Waller DK et al. Maternal report of fever from cold or flu during early pregnancy and the risk for noncardiac birth defects, National Birth Defects Prevention Study, 1997-2011. Birth Defects Res. 2018;110(4):342-351.

COLUMN 3 標準治療とは

＊1 Johnson SB et al. Use of Alternative Medicine for Cancer and Its Impact on Survival. J Natl Cancer Inst. 2018;110(1):121-124.

RULE 7

＊1 Iso H et al. Perceived mental stress and mortality from cardiovascular disease among Japanese men and women: the Japan Collaborative Cohort Study for Evaluation of Cancer Risk Sponsored by Monbusho (JACC Study). Circulation. 2002;106(10):1229-1236.

＊2 Satoh H et al. Persistent depression is a significant risk factor for the development of arteriosclerosis in middle-aged Japanese male subjects. Hypertens Res. 2015;38(1):84-88.

＊3 Booth J et al. Evidence of perceived psychosocial stress as a risk factor for stroke in adults: a meta-analysis. BMC Neurol. 2015;15:233.

＊4 Heikkilä K et al. Work stress and risk of cancer: meta-analysis of 5700 incident cancer events in 116,000 European men and women. BMJ. 2013;346:f165.

＊5 Schoemaker MJ et al. Psychological stress, adverse life events and breast cancer incidence: a cohort investigation in 106,000 women in the United Kingdom. Breast Cancer Res. 2016;18(1):72.

＊6 Blanc-Lapierre A et al. Perceived Workplace Stress Is Associated with an Increased Risk of Prostate Cancer before Age 65. Front Oncol. 2017;7:269.

＊7 Cancer Research UK［https://www.cancerresearchuk.org/about-cancer/causes-of-cancer/cancer-controversies/can-stress-cause-cancer］

＊8 Partecke LI et al. Chronic stress increases experimental pancreatic cancer growth, reduces survival and can be antagonised by beta-adrenergic receptor blockade. Pancreatology. 2016;16(3):423-433.

*9 Obradović MMS et al. Glucocorticoids promote breast cancer metastasis. Nature. 2019;567(7749):540-544.

RULE 8
アレルギー

*1 Motosue MS et al. National trends in emergency department visits and hospitalizations for food-induced anaphylaxis in US children. Pediatr Allergy Immunol. 2018;29(5):538-544.
*2 Lieberman J et al. Increased incidence and prevalence of peanut allergy in children and adolescents in the United States. Annals of Allergy, Asthma & Immunology. 2018;121(5):S13.
*3 Lack G et al. Factors Associated with the Development of Peanut Allergy in Childhood. N Engl J Med. 2003;348(11):977-985.
*4 Yoshida K et al. Distinct behavior of human Langerhans cells and inflammatory dendritic epidermal cells at tight junctions in patients with atopic dermatitis. J Allergy Clin Immunol. 2014;134(4):856-864.
*5 Horimukai K et al. Application of moisturizer to neonates prevents development of atopic dermatitis. J Allergy Clin Immunol. 2014;134(4):824-830. e6.
*6 Chalmers JR et al. Daily emollient during infancy for prevention of eczema: the BEEP randomised controlled trial. Lancet. 2020; 395(10228):962-972.
*7 小児アレルギー科医の備忘録［https://pediatric-allergy.com/2020/03/09/beep/］を参照。（２０２０年７月20日アクセス）
*8 Yagami A et al. Outbreak of immediate-type hydrolyzed wheat protein allergy due to a facial soap in Japan. J Allergy Clin Immunol. 2017;140(3):879-881. e7.
*9 Du Toit G et al. Early consumption of peanuts in infancy is associated with a low prevalence of peanut allergy. J Allergy Clin Immunol. 2008;122(5):984-991.
*10 Du Toit G et al. Randomized Trial of Peanut Consumption in Infants at Risk for Peanut Allergy. N Engl J Med. 2015;372(9):803-813.
*11 Perkin MR et al. Randomized Trial of Introduction of Allergenic Foods in Breast-Fed Infants. N Engl J Med. 2016; 374(18):1733-1743.
*12 Perkin MR et al. Efficacy of the Enquiring About Tolerance(EAT) study among infants at high risk of developing food

allergy. J Allergy Clin Immunol. 2019;144(6):1606-1614. e2.
＊13 Greer FR et al. The Effects of Early Nutritional Interventions on the Development of Atopic Disease in Infants and Children: The Role of Maternal Dietary Restriction, Breastfeeding, Hydrolyzed Formulas, and Timing of Introduction of Allergenic Complementary Foods. Pediatrics. 2019;143(4):e20190281.

花粉症

＊1 Horiguchi S & Saito Y. The cases of Japanese cedar pollinosis in Nikko Tochigi prefecture. Jpn J Allergol. 1964;13:16-18 [in Japanese].
＊2 Kaneko Y et al. Increasing Prevalence of Japanese Cedar Pollinosis: A Meta-Regression Analysis. Int Arch Allergy Immunol. 2005;136(4):365-371.
＊3 Yamada T et al. Present state of Japanese cedar pollinosis: The national affliction. J Allergy Clin Immunol. 2014;133(3):632-639.
＊4 Ito Y et al. Forecasting Models for Sugi (Cryptomeria japonica D. Don) Pollen Count Showing an Alternate Dispersal Rhythm. Allergol Int. 2008;57:321-329.
＊5 Cochrane [https://www.cochrane.org/ja/CD012597/ENT_arerugixing-bi-yan-nidui-surusheng-li-shi-yan-shui-woyong-itabi-ugai]
＊6 健栄製薬ウェブサイト [https://www.kenei-pharm.com/general/column/vol32/] を参照。
＊7 Gotoh M et al. Long-Term Efficacy and Dose-Finding Trial of Japanese Cedar Pollen Sublingual Immunotherapy Tablet. J Allergy Clin Immunol Pract. 2019;7(4):1287-1297. e8.
＊8 Schmitt J et al. Allergy immunotherapy for allergic rhinitis effectively prevents asthma: Results from a large retrospective cohort study. J Allergy Clin Immunol. 2015;136(6):1511-1516.

RULE 9

＊1 株式会社インテージ『健康食品・サプリメント＋ヘルスケアフーズ＋セルフヘルスケア市場実態把握レポート』二〇二〇年度版
＊2 The New York Times. Vitamin D, the Sunshine Supplement, Has Shadowy Money Behind It. [https://www.nytimes.

com/2018/08/18/business/vitamin-d-michael-holick.html]

*3 Abdelhamid AS et al. Omega-3 fatty acids for the primary and secondary prevention of cardiovascular disease. Cochrane Database Syst Rev. 2018;7(7):CD003177.

*4 Manson JE et al. Marine n-3 Fatty Acids and Prevention of Cardiovascular Disease and Cancer. N Engl J Med. 2019;380(1):23-32.

*5 Bjelakovic G et al. Vitamin D supplementation for prevention of mortality in adults. Cochrane Database Syst Rev. 2014;10(1):CD007470.

*6 Manson JE et al. Vitamin D Supplements and Prevention of Cancer and Cardiovascular Disease. N Engl J Med. 2019;380(1):33-44.

*7 Incze M. Vitamins and Nutritional Supplements: What Do I Need to Know? JAMA Intern Med. 2019;179(3):460.

*8 Vinding RK et al. Fish Oil Supplementation in Pregnancy Increases Gestational Age, Size for Gestational Age, and Birth Weight in Infants: A Randomized Controlled Trial. J Nutr. 2019;149(4):628-634.

*9 Bisgaard H et al. Fish Oil-Derived Fatty Acids in Pregnancy and Wheeze and Asthma in Offspring. N Engl J Med. 2016;375 (26):2530-2539.

COLUMN 4 病院へのかかり方

*1 Tsugawa Y et al. Comparison of Hospital Mortality and Readmission Rates for Medicare Patients Treated by Male vs Female Physicians. JAMA Intern Med. 2017;177(2):206-213.

*2 Tsugawa Y et al. Age and sex of surgeons and mortality of older surgical patients: observational study. BMJ. 2018;361:k1343.

*3 Tsugawa Y et al. Physician age and outcomes in elderly patients in hospital in the US: observational study. BMJ. 2017;357:j1797.

*4 Goodwin JS et al. Association of Hospitalist Years of Experience With Mortality in the Hospitalized Medicare Population. JAMA Intern Med. 2018;178(2):196-203.

*5 Tsugawa Y et al. Variation in Physician Spending and Association With Patient Outcomes. JAMA Intern Med. 2017;177(5):675-682.

*6 Tsugawa Y et al. Association between physician US News & World Report medical school ranking and patient outcomes and costs of care: observational study. BMJ. 2018;362:k3640.

*7 Tsugawa Y et al. Quality of care delivered by general internists in US hospitals who graduated from foreign versus US medical schools: observational study. BMJ. 2017;356:j273.

*8 Tsugawa Y et al. Comparison of Patient Outcomes of Surgeons Who Are US Versus International Medical Graduates. Ann Surg. 2021;274(6):e1047-e1055.

RULE 10

新型コロナ・かぜ・インフルエンザ

*1 Fry J & Sandler G. Common diseases: their nature, prevalence, and care. Dordrecht, Boston: Kluwer Academic, 1993.

*2 Tupasi TE et al. Patterns of acute respiratory tract infection in children: a longitudinal study in a depressed community in Metro Manila. Rev Infect Dis. 1990;12(Suppl 8):S940-S949.

*3 Cruz JR et al. Epidemiology of acute respiratory tract infections among Guatemalan ambulatory preschool children. Rev Infect Dis. 1990;12(Suppl 8):S1029-S1034.

*4 Global COVID-19 Tracker.[https://www.kff.org/coronavirus-covid-19/issue-brief/global-covid-19-tracker/]

*5 COVID-Coronavirus Statistics–Worldometer(worldometers.info).[https://www.worldometers.info/coronavirus/#main_table]

*6 Partisanship Colors Views of COVID-19 Handling Across Advanced Economies.[https://www.pewresearch.org/global/2022/08/11/partisanship-colors-views-of-covid-19-handling-across-advanced-economies/]

*7 Giacomelli A et al. Self-reported Olfactory and Taste Disorders in Patients With Severe Acute Respiratory Coronavirus 2 Infection: A Cross-sectional Study. Clin Infect Dis. 2020;71(15):889-890.

*8 国立感染症研究所「ダイヤモンドプリンセス号環境検査に関する報告（要旨）」[https://www.niid.go.jp/niid/ja/diseases/ka/corona-virus/2019-ncov/2484-idsc/9597-covid19-19.html]

*9 Arroll B. Common cold. BMJ Clin Evid. 2011;2011:1510.

*10 Cheng HY et al. Contact Tracing Assessment of COVID-19 Transmission Dynamics in Taiwan and Risk at Different Exposure Periods Before and After Symptom Onset. JAMA Intern Med. 2020;180(9):1156-1163.

＊11 He X et al. Temporal dynamics in viral shedding and transmissibility of COVID-19. Nat Med. 2020;26(5):672-675.

ワクチン

＊1 Figueiredo A et al. Mapping global trends in vaccine confidence and investigating barriers to vaccine uptake: a large-scale retrospective temporal modelling study. Lancet. 2020;396(10255):898-908.

＊2 斎藤昭彦「過去・現在・未来で読み解く、日本の予防接種制度」『医学界新聞』二〇一四年一月六日

＊3 菅谷憲夫「インフルエンザワクチンの過去、現在、未来」『感染症学雑誌』2002;76(1):9-17.

＊4 Reichert TA et al. The Japanese Experience with Vaccinating Schoolchildren against Influenza. N Engl J Med. 2001;344(12):889-896.

＊5 Kudo R et al. Bivalent Human Papillomavirus Vaccine Effectiveness in a Japanese Population: High Vaccine-Type-Specific Effectiveness and Evidence of Cross-Protection. J Infect Dis. 2019;219(3):382-390.

＊6 Lei J et al. HPV Vaccination and the Risk of Invasive Cervical Cancer. N Engl J Med. 2020;383(14):1340-1348.

＊7 厚生労働省健康局長・医薬食品局長連名通知「ワクチン接種緊急促進事業実施要領」二〇一〇年十一月二十六日

＊8 Suzuki S & Hosono A. No association between HPV vaccine and reported post-vaccination symptoms in Japanese young women: Results of the Nagoya study. Papillomavirus Res. 2018;5:96-103.

＊9 今野良「『子宮頸がん予防ワクチン公費助成接種状況』についてのアンケート調査報告」二〇一一年

＊10 ＭＳＤ製薬 子宮頸がん予防情報サイト もっと守ろう・ｊｐ（単行本刊行時）

＊11 Hall MT et al. The projected timeframe until cervical cancer elimination in Australia: a modelling study. Lancet Public Health. 2019;4(1):e19-e27.

＊12 Belongia EA et al. Variable influenza vaccine effectiveness by subtype: a systematic review and meta-analysis of test-negative design studies. Lancet Infect Dis. 2016;16(8):942-951.

本書は、二〇二二年一月、集英社より刊行されました。

初出「小説すばる」
二〇一八年七、九、十一月号、
二〇一九年一、三、五、七、九、十二月号、
二〇二〇年二、四、六・七、九、十一月号、
二〇二一年一、三、四、六月号

集英社文庫 目録（日本文学）

千野隆司　まがいもの　銭ばあと孫娘貸金始末
千早　茜　魚神（いおがみ）
千早　茜　おとぎのかけら　新釈西洋童話集
千早　茜　あやかし草子
千早　茜　人形たちの白昼夢
千早　茜　わるい食べもの
千早　茜　透明な夜の香り
千早　茜　しつこく　わるい食べもの
中国新聞「決別 金権政治」取材班　ばらまき　選挙と裏金
蝶　々　小悪魔な女になる方法
蝶々・伊東明　男をトリコにする 恋セオリー39　恋する女子たち、悩まず愛そう♥
蝶　々　小悪魔A♥
蝶　々　上級小悪魔になる方法
蝶　々　恋の神さまBOOK
陳　舜臣　日本人と中国人
陳　舜臣　耶律楚材（やりつそざい）(上)(下)

陳　舜臣　チンギス・ハーンの一族1　草原の覇者
陳　舜臣　チンギス・ハーンの一族2　中原を征く
陳　舜臣　チンギス・ハーンの一族3　滄海への道
陳　舜臣　チンギス・ハーンの一族4　斜陽万里
陳　舜臣　曼陀羅の山　七福神の散歩道
塚本青史　呉越舷舷（げんげん）
津川友介　正しい医学知識がよくわかる　あなたを病気から守る10のルール
柘植久慶　21世紀サバイバル・バイブル
辻　仁成　ピアニシモ
辻　仁成　旅人の木
辻　仁成　函館物語
辻　仁成　ガラスの天井
辻　仁成　ニュートンの林檎(上)(下)
辻　仁成　千年旅人
辻　仁成　嫉妬の香り
辻　仁成　99才まで生きたあかんぼう

辻　仁成　右岸(上)(下)
辻　仁成　白仏
辻　仁成　日付変更線(上)(下)
辻　仁成　父 Mon Père
辻　仁成　十年後の恋
辻原　登　許されざる者(上)(下)
辻原　登　東京大学で世界文学を学ぶ
辻原　登　韃靼の馬(上)(下)
辻原　登　冬の旅
津島佑子　ジャッカ・ドフニ　海の記憶の物語(上)(下)
辻村深月　オーダーメイド殺人クラブ
堤　　堯　昭和の三傑　憲法九条は「救国のトリック」だった
津原泰水　蘆屋家の崩壊
津原泰水　少年トレチア
津村記久子　ワーカーズ・ダイジェスト
深澤真紀　ダメをみがく　"女子"の呪いを解く方法

集英社文庫　目録（日本文学）

爪切男　クラスメイトの女子、全員好きでした
津本陽　月とよしきり
津本陽　龍馬一　青雲篇
津本陽　龍馬二　脱藩篇
津本陽　龍馬三　海軍篇
津本陽　龍馬四　薩長篇
津本陽　龍馬五　流星篇
津本陽　幕末維新傑作選 最後の武士道
津本陽　巨眼の男 西郷隆盛1～4
津本陽　深重の海
津本陽　下天は夢か一～四
津本陽　まぼろしの維新 西郷隆盛、最期の十年
手塚治虫　手塚治虫の旧約聖書物語① 天地創造
手塚治虫　手塚治虫の旧約聖書物語② 十戒
手塚治虫　手塚治虫の旧約聖書物語③ イエスの誕生
寺地はるな　大人は泣かないと思っていた
寺地はるな　水を縫う
天童荒太　あふれた愛
戸井十月　チェ・ゲバラの遥かな旅
戸井十月　ゲバラ最期の時
藤堂志津子　かそけき音の
藤堂志津子　昔の恋人
藤堂志津子　秋の猫
藤堂志津子　夜のかけら
藤堂志津子　アカシア香る
藤堂志津子　桜ハウス
藤堂志津子　われら冷たき闇に
藤堂志津子　夫の火遊び
藤堂志津子　ほろにがいカラダ 桜ハウス
藤堂志津子　きままな娘 わがままな母
藤堂志津子　ある女のプロフィール
藤堂志津子　娘と嫁と孫とわたし
堂場瞬一　8年
堂場瞬一　少年の輝く海
堂場瞬一　いつか白球は海へ
堂場瞬一　検証捜査
堂場瞬一　複合捜査
堂場瞬一　解
堂場瞬一　共犯捜査
堂場瞬一　警察回りの夏
堂場瞬一　オトコの一理
堂場瞬一　時限捜査
堂場瞬一　グレイ
堂場瞬一　蛮政の秋
堂場瞬一　凍結捜査
堂場瞬一　社長室の冬
堂場瞬一　共謀捜査
堂場瞬一　宴の前

集英社文庫 目録（日本文学）

堂場瞬一 ボーダーズ
堂場瞬一 弾丸メシ
堂場瞬一 夢の終幕 ボーダーズ2
堂場瞬一 ホーム
堂場瞬一 野心 ボーダーズ3
堂場瞬一 幻の旗の下に
童門冬二 全一冊 小説 上杉鷹山
童門冬二 明日は維新だ
童門冬二 全一冊 小説 直江兼続（なおえかねつぐ） 北の王国
童門冬二 全一冊 小説 蒲生氏郷（がもううじさと）
童門冬二 全一冊 小説 新撰組
童門冬二 全一冊 小説 伊藤博文 幕末青春児
童門冬二 異聞 おくのほそ道
童門冬二 全一冊 小説 立花宗茂
童門冬二 全一冊 小説 吉田松陰
童門冬二 細井平洲 上杉鷹山の師

童門冬二 巨勢入道河童 平清盛
童門冬二 小説 田中久重 明治維新を動かした天才技術者
童門冬二 大岡忠相 江戸の改革力 吉宗とその時代
童門冬二 渋沢栄一 人間の礎
遠田潤子 紅蓮の雪
戸賀敬城 結果を出す男はなぜ「服」にこだわるのか?
十倉和美 犬とあなたの物語 犬の名前
豊島ミホ 夜の朝顔
豊島ミホ 東京・地震・たんぽぽ
戸田奈津子 スターと私の映会話!
戸田奈津子 字幕の花園
冨森駿 宅飲み探偵のかごんま交友録
冨森駿 宅飲み探偵のかごんま交友録2
トミヤマユキコ 清田隆之 文庫版 大学1年生の歩き方
友井羊 スイーツレシピで謎解きを 推理が言えない少女と保健室の眠り姫
友井羊 放課後レシピで謎解きを うつむきがちな探偵と駆け抜ける少女の秘密

友井羊 映画化決定
伴野朗 三国志 孔明死せず
伴野朗 呉・三国志 長江燃ゆ一 孫堅の巻
伴野朗 呉・三国志 長江燃ゆ二 孫策の巻
伴野朗 呉・三国志 長江燃ゆ三 孫権の巻
伴野朗 呉・三国志 長江燃ゆ四 赤壁の巻
伴野朗 呉・三国志 長江燃ゆ五 荊州の巻
伴野朗 呉・三国志 長江燃ゆ六 巨星の巻
伴野朗 呉・三国志 長江燃ゆ七 夷陵の巻
伴野朗 呉・三国志 長江燃ゆ八 北伐の巻
伴野朗 呉・三国志 長江燃ゆ九 秋風の巻
伴野朗 呉・三国志 長江燃ゆ十 興亡の巻
ドリアン助川 線量計と奥の細道
鳥海高太朗 天草エアラインの奇跡。
酉島伝法 るん（笑）
永井するみ ランチタイム・ブルー

集英社文庫　目録（日本文学）

永井するみ　欲しい
永井するみ　グラニテ
永井するみ　義弟
永井みみ　ミシンと金魚
長尾徳子　ひとよ
長尾徳子／桑原裕子・原作　僕達急行　A列車で行こう
長岡弘樹　血縁
中上健次　軽蔑
中上紀　彼女のプレンカ
中川右介　江戸川乱歩と横溝正史
中川右介　手塚治虫とトキワ荘
中川右介　国家と音楽家
中川右介　アニメ大国 建国紀 1963-1973　テレビアニメを築いた先駆者たち
中澤日菜子　アイランド・ホッパー　2泊3日旅ごはん島じかん
長沢樹　上石神井さよならレボリューション
中島敦　山月記・李陵

中島京子　ココ・マッカリーナの机
中島京子　さようなら、コタツ
中島京子　ツアー1989
中島京子　桐畑家の縁談
中島京子　平成大家族
中島京子　東京観光
中島京子　かたづの！
中島京子　キッドの運命
中島たい子　漢方小説
中島たい子　そろそろくる
中島たい子　この人と結婚するかも
中島たい子　ハッピー・チョイス
中島美代子　らも　中島らもとの三十五年
中島らも　恋は底ぢから
中島らも　獏の食べのこし
中島らも　お父さんのバックドロップ

中島らも　こらっ
中島らも　西方冗土（さいほうじょうど）
中島らも　ぷるぷる・ぴぃぷる
中島らも　愛をひっかけるための釘
中島らも　ガダラの豚Ⅰ〜Ⅲ
中島らも　僕に踏まれた町と僕が踏まれた町
中島らも　ビジネス・ナンセンス事典
中島らも　アマニタ・パンセリナ
中島らも　水に似た感情
中島らも　中島らもの特選明るい悩み相談室　その1
中島らも　中島らもの特選明るい悩み相談室　その2
中島らも　中島らもの特選明るい悩み相談室　その3
中島らも　砂をつかんで立ち上がれ
中島らも　こどもの一生
中島らも　頭の中がカユいんだ
中島らも　酒気帯び車椅子

集英社文庫 目録(日本文学)

中島らも 君はフィクション
中島らも 変!!
中島らも 小堀純 せんべろ探偵が行く
中島らも 人体模型の夜
長嶋有 ジャージの二人
中園ミホ 古林実夏 ゴースト もういちど抱きしめたい
中谷巌 痛快!経済学
中谷巌 資本主義はなぜ自壊したのか 「日本」再生への提言
中谷航太郎 くろご
中谷航太郎 陽炎
長月天音 ただいま、お酒は出せません!
中野京子 芸術家たちの秘めた恋 —メンデルスゾーン、アンデルセンとその時代
中野京子 残酷な王と悲しみの王妃
中野京子 はじめてのルーヴル
中野京子 残酷な王と悲しみの王妃2
長野まゆみ 上海少年

長野まゆみ 鳩(はと)の栖(すみか)
長野まゆみ 若葉のころ
永原皓 コーリング・ユー
中原中也 汚れつちまつた悲しみに…… —中原中也詩集
中場利一 シックスポケッツ・チルドレン
中場利一 岸和田少年愚連隊
中場利一 岸和田少年愚連隊 血煙り純情篇
中場利一 岸和田少年愚連隊 望郷篇
中場利一 岸和田のカオルちゃん
中場利一 岸和田少年愚連隊 外伝
中場利一 岸和田少年愚連隊 完結篇
中場利一 その後の岸和田少年愚連隊 純情ぴかれすく
中部銀次郎 もっと深く、もっと楽しく。
中村安希 インパラの朝 ユーラシア・アフリカ大陸684日
中村安希 食べる。
中村安希 愛と憎しみの豚

中村うさぎ 美人とは何か? 美意識過剰スパイラル
中村うさぎ 「イタい女」の作られ方 自意識過剰の姥皮地獄
中村勘九郎 勘九郎とはずがたり
中村勘九郎 勘九郎ひとりがたり
中村勘九郎他 中村屋三代記
中村勘九郎 勘九郎日記「か」の字
中村計 佐賀北の夏
中村計 勝ち過ぎた監督 駒大苫小牧 幻の三連覇
中村計 甲子園が割れた日 松井秀喜5連続敬遠の真実
中村航 夏休み
中村航 さよなら、手をつなごう
中村修二 怒りのブレイクスルー
中村文則 何もかも憂鬱な夜に
中村文則 教団X
中村佑子 マザリング 性別を超えて〈他者〉をケアする
中山可穂 猫背の王子

集英社文庫　目録（日本文学）

中山可穂　天使の骨
中山可穂　サグラダ・ファミリア〔聖家族〕
中山可穂　深爪
中山七里　アポロンの嘲笑
中山七里　TAS（タス）　特別師弟捜査員
中山七里　隣はシリアルキラー
中山美穂　なぜならやさしいまちがあったから
中山康樹　ジャズメンとの約束
ナツイチ製作委員会編　あの日、君とBoys
ナツイチ製作委員会編　あの日、君とGirls
ナツイチ製作委員会編　いつか、君へBoys
ナツイチ製作委員会編　いつか、君へGirls
夏樹静子　蒼ざめた告発
夏樹静子　第三の女
夏目漱石　坊っちゃん
夏目漱石　三四郎

夏目漱石　こころ
夏目漱石　夢十夜・草枕
夏目漱石　吾輩は猫である(上)(下)
夏目漱石　それから
夏目漱石　門
夏目漱石　彼岸過迄
夏目漱石　行人
夏目漱石　道草
夏目漱石　明暗
奈波はるか　天空の城　竹田城最後の城主　赤松広英
鳴海章　幕末牢人譚　秘剣　念仏斬り
鳴海章　求めて候　幕末牢人譚　弐
鳴海章　凶刃　累之太刀（かさねのたち）　幕末牢人譚　参
鳴海章　密命売薬商
鳴海章　ゼロと呼ばれた男
鳴海章　ネオ・ゼロ

鳴海章　スーパー・ゼロ
鳴海章　ファイナル・ゼロ
鳴海章　レジェンド・ゼロ１９８５
鳴海章　竣介ノ線
南條範夫　幕府パリで戦う
西木正明　わが心、南溟に消ゆ
西木正明　夢顔さんによろしく(上)(下)　最後の貴公子・近衛文隆の生涯
西澤保彦　リドル・ロマンス　迷宮浪漫
西澤保彦　パズラー　謎と論理のエンタテインメント
西村京太郎　東京―旭川殺人ルート
西村京太郎　河津・天城連続殺人事件
西村京太郎　十津川警部「ダブル誘拐」
西村京太郎　上海特急殺人事件
西村京太郎　十津川警部　特急「雷鳥」蘇る殺意
西村京太郎　十津川警部「スーパー隠岐（おき）」殺人特急
西村京太郎　十津川警部　幻想の天橋立

集英社文庫　目録（日本文学）

西村京太郎　殺人列車への招待
西村京太郎　十津川警部　四国お遍路殺人ゲーム
西村京太郎　祝日に殺人の列車が走る
西村京太郎　十津川警部　修善寺わが愛と死
西村京太郎　夜の探偵
西村京太郎　十津川警部　愛と祈りのJR身延線
西村京太郎　幻想と死の信越本線
西村京太郎　十津川警部　飯田線・愛と死の旋律
西村京太郎　明日香・幻想の殺人
西村京太郎　十津川警部　秩父SL・三月二十七日の証言
西村京太郎　九州新幹線「つばめ」誘拐事件
西村京太郎　十津川警部　小浜線に椿咲く頃、貴女は死んだ
西村京太郎　門司・下関　逃亡海峡
西村京太郎　十津川警部　三陸鉄道　北の愛傷歌
西村京太郎　鎌倉江ノ電殺人事件
西村京太郎　十津川警部　特急「しまかぜ」で行く十五歳の伊勢神宮

西村京太郎　外房線　60秒の罠
西村京太郎　十津川警部　北陸新幹線「かがやき」の客たち
西村京太郎　伊勢路殺人事件
西村京太郎　十津川警部　雪とタンチョウと釧網本線
西村京太郎　けものたちの祝宴
西村京太郎　十津川警部　九州観光列車の罠
西村京太郎　東京上空500メートルの罠
西村京太郎　十津川警部　坂本龍馬と十津川郷士中井庄五郎
西村京太郎　会津　友の墓標
西村京太郎　十津川警部　鳴門の愛と死
西村京太郎　私を愛して下さい
西村京太郎　伊豆急「リゾート21」の証人
西村京太郎　母の国から来た殺人者
西村京太郎　十津川警部　あの日、東海道で
西村　健　仁侠スタッフサービス
西村　健　マネー・ロワイヤル

西村　健　ギャップGAP
西山ガラシャ　おから猫
日経ヴェリタス編集部　定年ですよ　退職前に読んでおきたいマネー教本
日本推理作家協会編　夢現　日本推理作家協会70周年アンソロジー
日本文藝家協会編　時代小説　ザ・ベスト2016
日本文藝家協会編　時代小説　ザ・ベスト2017
日本文藝家協会編　時代小説　ザ・ベスト2018
日本文藝家協会編　時代小説　ザ・ベスト2019
日本文藝家協会編　時代小説　ザ・ベスト2020
日本文藝家協会編　時代小説　ザ・ベスト2021
日本文藝家協会編　時代小説　ザ・ベスト2022
日本文藝家協会編　時代小説　ザ・ベスト2023
日本文藝家協会編　時代小説　ザ・ベスト2024
楡　周平　砂の王宮
楡　周平　終の盟約
楡　周平　黄金の刻　小説　服部金太郎

集英社文庫　目録（日本文学）

額賀澪　できない男
ねじめ正一　商人（あきんど）
野口健　落ちこぼれてエベレスト
野口健　100万回のコンチクショー
野口健　確かに生きる　落ちこぼれたら這い上がればいい
野口卓　なんてやつだ　よろず相談屋繁盛記
野口卓　まさかまさか　よろず相談屋繁盛記
野口卓　そりゃないよ　よろず相談屋繁盛記
野口卓　やってみなきゃ　よろず相談屋繁盛記
野口卓　あっけらかん　よろず相談屋繁盛記
野口卓　なんて嫁だ　めおと相談屋奮闘記
野口卓　次から次へと　めおと相談屋奮闘記
野口卓　友の友は友だ　めおと相談屋奮闘記
野口卓　寝乱れ姿　めおと相談屋奮闘記
野口卓　梟（ふくろう）の来る庭　めおと相談屋奮闘記
野口卓　風が吹く　めおと相談屋奮闘記

野口卓　春だから　めおと相談屋奮闘記
野口卓　とんとん拍子　めおと相談屋奮闘記
野口卓　新しい光　めおと相談屋奮闘記
野口卓　親と子　めおと相談屋奮闘記
野口卓　出世払い　おやこ相談屋雑記帳
野口卓　弟よ　おやこ相談屋雑記帳
野口卓　ちゃからかぽん　おやこ相談屋雑記帳
野口卓　生命（いのち）きらめく　おやこ相談屋雑記帳
野崎まど　HELLO WORLD
野沢尚　反乱のボヤージュ
野中ともそ　パンの鳴る海、緋の舞う空
野中柊　小春日和
野中柊　このベッドのうえ
野茂英雄　僕のトルネード戦記
野茂英雄　ドジャー・ブルーの風
羽泉伊織　ヒーローはイエスマン

袴田康子　四郎の城　キリシタン戦記
萩本欽一　なんでそーなるの！　萩本欽一自伝
萩原朔太郎　青猫　萩原朔太郎詩集
橋爪駿輝　さよならですべて歌える
橋本治　蝶のゆくえ
橋本治　夜
橋本治　幸いは降る星のごとく
橋本治　バカになったか、日本人
橋本治　結婚
橋本紡　九つの、物語
橋本紡　葉桜
橋本長道　サラの柔らかな香車
橋本長道　サラは銀の涙を探しに
蓮見恭子　バンチョ高校クイズ研
馳星周　ダーク・ムーン（上）（下）
馳星周　約束の地で

集英社文庫　目録（日本文学）

馳星周　美(ちゅ)ら海、血の海
馳星周　淡雪記
馳星周　ソウルメイト
馳星周　雪炎
馳星周　パーフェクトワールド(上)(下)
馳星周　陽だまりの天使たち　ソウルメイトII
馳星周　神奈備
馳星周　雨降る森の犬
馳星周　黄金旅程
羽田圭介　御不浄バトル
畠山理仁　黙殺　報じられない"無頼系独立候補"たちの戦い
畠中恵　うずら大名
畠中恵　猫君
畑野智美　国道沿いのファミレス
畑野智美　夏のバスプール
畑野智美　ふたつの星とタイムマシン

はた万次郎　北海道青空日記
はた万次郎　ウッシーとの日々1
はた万次郎　ウッシーとの日々2
はた万次郎　ウッシーとの日々3
はた万次郎　ウッシーとの日々4
花井良智　美しい隣人
花井良智　はやぶさ　遥かなる帰還
花村萬月　ゴッド・ブレイス物語
花村萬月　渋谷ルシファー
花村萬月　風転(上)(中)(下)
花村萬月　虹列車・雛列車
花村萬月　錏娥哢妊(あがるた)(上)(下)
花村萬月　日蝕えつきる
花村萬月　花折
花村萬月　GA・SHIN!　我・神
花村萬月　対になる人

花家圭太郎　八丁堀春秋
花家圭太郎　日暮れひぐらし　八丁堀春秋
帚木蓬生　エンブリオ(上)(下)
帚木蓬生　インターセックス
帚木蓬生　賞の柩
帚木蓬生　薔薇窓の闇(上)(下)
帚木蓬生　十二年目の映像
帚木蓬生　天に星　地に花(上)(下)
帚木蓬生　安楽病棟
帚木蓬生　やめられない　ギャンブル地獄からの生還
帚木蓬生　ソルハ
浜田敬子　働く女子と罪悪感　「こうあるべき」から離れたら、もっと仕事は楽しくなる
濱野ちひろ　聖なるズー
浜辺祐一　こちら救命センター　病棟こぼれ話
浜辺祐一　救命センターからの手紙　ドクター・ファイルから
浜辺祐一　救命センター当直日誌

集英社文庫　目録（日本文学）

浜辺祐一　救命センター部長ファイル
浜辺祐一　救命センター「カルテの真実」
浜辺祐一　救命センター　カンファレンス・ノート
葉室麟　冬姫
葉室麟　緋の天空
葉室麟　蝶のゆくへ
早坂茂三　政治家田中角栄
早坂茂三　オヤジの知恵
早坂茂三　田中角栄回想録
林修　受験必要論　人生の基礎は受験で作り得る
林望　リンボウ先生の閑雅なる休日
林真理子　ファニーフェイスの死
林真理子　トーキョー国盗り物語
林真理子　東京デザート物語
林真理子　葡萄物語
林真理子　死ぬほど好き

林真理子　白蓮れんれん
林真理子　年下の女友だち
林真理子　グラビアの夜
林真理子　失恋カレンダー
林真理子　本を読む女
林真理子　女文士
林真理子　フェイバリット・ワン
林真理子　我らがパラダイス
早見和真　ひゃくはち
早見和真　6 シックス
早見和真・文　かのうかりん・絵　かなしきデブ猫ちゃん
早見和真　ポンチョに夜明けの風はらませて
早見和真・文　かのうかりん・絵　かなしきデブ猫ちゃん　マルの秘密の泉
原宏一　ムボガ
原宏一　かつどん協議会
原宏一　極楽カンパニー

原宏一　シャイン！
原民喜　夏の花
原田ひ香　東京ロンダリング
原田ひ香　ミチルさん、今日も上機嫌
原田ひ香　事故物件、いかがですか？　東京ロンダリング
原田マハ　旅屋おかえり
原田マハ　ジヴェルニーの食卓
原田マハ　フーテンのマハ
原田マハ　リーチ先生
原田マハ　丘の上の賢人　旅屋おかえり
原田宗典　優しくって少しばか
原田宗典　スバラ式世界
原田宗典　しょうがない人
原田宗典　日常ええかい話
原田宗典　むむむの日々
原田宗典　元祖スバラ式世界

集英社文庫　目録（日本文学）

原田宗典　十七歳だった！
原田宗典　本家スバラ式世界
原田宗典　平成トム・ソーヤー
原田宗典　大サービス
原田宗典　すんごくスバラ式世界
原田宗典　幸福らしきもの
原田宗典　笑ってる場合
原田宗典　はらだしき村
原田宗典　大変結構、結構大変。ハラダ九州温泉三昧の旅
原田宗典　吾輩ハ作者デアル
原田宗典　私を変えた一言
春江一也　プラハの春(上)(下)
春江一也　ベルリンの秋(上)(下)
春江一也　カリナン
春江一也　ウィーンの冬(上)(下)
春江一也　上海クライシス(上)(下)

ロジャー・パルバース 早川敦子・訳　驚くべき日本語
半田畔　ひまりの一打
坂東眞砂子　桜雨
坂東眞砂子　曼荼羅道
坂東眞砂子　快楽の封筒
坂東眞砂子　花の埋葬 24の夢想曲
坂東眞砂子　鬼に喰われた女 今昔千年物語
坂東眞砂子　逢はなくもあやし
坂東眞砂子　傀儡
坂東眞砂子　くちぬい
坂東眞砂子　朱鳥の陵
坂東眞砂子　眠る魚
坂東眞砂子　真昼の心中
坂東眞理子 上野千鶴子　女は後半からがおもしろい
半村良　雨やどり
半村良　かかし長屋

半村良　すべて辛抱(上)(下)
半村良　産霊山秘録
半村良　石の血脈
半村良　江戸群盗伝
ビートたけし　ビートたけしの世紀末毒談
ビートたけし　ザ・知的漫才 結局わかりませんでした
ビートたけし　アナログ
東憲司　めんたいぴりり
東直子　水銀灯が消えるまで
東野圭吾　分身
東野圭吾　あの頃ぼくらはアホでした
東野圭吾　怪笑小説
東野圭吾　毒笑小説
東野圭吾　白夜行
東野圭吾　おれは非情勤
東野圭吾　幻夜

集英社文庫　目録（日本文学）

東野圭吾　黒笑小説
東野圭吾　歪笑小説
東野圭吾　マスカレード・ホテル
東野圭吾　マスカレード・イブ
東野圭吾　マスカレード・ナイト
東山彰良　路傍
東山彰良　ラブコメの法則
東山彰良　DEVIL'S DOOR
東山彰良　越境（ユエジン）
樋口一葉　たけくらべ
ひずき優（雨瀬シオリ・原作）　小説　ここは今から倫理です。
ひずき優　小説　最後まで行く
備瀬哲弘　精神科ER　緊急救命室
備瀬哲弘　うつノート　精神科ERに行かないために
備瀬哲弘　精神科ER　鍵のない診察室
備瀬哲弘　大人の発達障害　アスペルガー症候群、AD/HD、自閉症が楽になる本
備瀬哲弘　精神科医が教える「怒り」を消す技術
備瀬哲弘　もっと人生ラクになるコミュ力UP超入門書
日髙敏隆　世界を、こんなふうに見てごらん
日髙敏隆　ぼくの世界博物誌
一雫ライオン　小説版　サブイボマスク
一雫ライオン　ダー・天使
一雫ライオン　スノーマン
日野原重明　私が人生の旅で学んだこと
響野夏菜　ザ・藤川家族カンパニー　あなたのご遺言、代行いたします
響野夏菜　ザ・藤川家族カンパニー2　ブラック婆さんの涙
響野夏菜　ザ・藤川家族カンパニー3　漂流のうた
響野夏菜　ザ・藤川家族カンパニーFinal　嵐、のち虹
氷室冴子　冴子の母娘草
姫野カオルコ　みんな、どうして結婚してゆくのだろう
姫野カオルコ　ひと呼んでミツコ
姫野カオルコ　サ　イ　ケ
姫野カオルコ　すべての女は痩せすぎである
姫野カオルコ　よるねこ
姫野カオルコ　ブスのくせに！　最終決定版
姫野カオルコ　結婚は人生の墓場か？
平岩弓枝　釣女　花房一平捕物夜話
平岩弓枝　女櫛　花房一平捕物夜話
平岩弓枝　女のそろばん
平岩弓枝　女と味噌汁
平松恵美子　ひまわりと子犬の7日間
平松洋子　野蛮な読書
平谷美樹　賢治と妖精琥珀
平山夢明　他人事（ひとごと）
平山夢明　暗くて静かでロックな娘（チャンネー）
平山夢明　あむんぜん
広小路尚祈　今日もうまい酒を飲んだ　～とあるバーマンの泡盛修業～
ひろさちや　現代版　福の神入門

集英社文庫　目録（日本文学）

ひろさちや　ひろさちやの ゆうゆう人生論
広瀬和生　この落語家を聴け！
広瀬隆　東京に原発を！
広瀬隆　赤い楯 全四巻
広瀬隆　恐怖の放射性廃棄物 プルトニウム時代の終り
広瀬隆　日本近現代史入門 黒い人脈と金脈
広瀬正　マイナス・ゼロ
広瀬正　ツィス
広瀬正　エロス
広瀬正　鏡の国のアリス
広瀬正　T型フォード殺人事件
広瀬正　タイムマシンのつくり方
広谷鏡子　シャッター通りに陽が昇る
広中平祐　生きること学ぶこと
アーサー・ビナード　出世ミミズ
アーサー・ビナード　空からきた魚

マーク・ピーターセン　日本人の英語はなぜ間違うのか？
深川峻太郎　キャプテン翼勝利学
深田祐介　翼の時代 フカダ青年の戦後と恋
深谷敏雄　日本国最後の帰還兵 深谷義治とその家族
深町秋生　バッドカンパニー
深町秋生　オーバーキル バッドカンパニーII
深町秋生　スリーアミーゴス バッドカンパニーIII
深緑野分　カミサマはそういない
福田和代　怪物
福田和代　緑衣のメトセラ
福田和代　梟の一族
福田和代　梟の胎動
福田和代　梟の好敵手
福田隆浩　熱風
ふくだももこ　おいしい家族
福本清三 小田豊二　どこかで誰かが見ていてくれる 日本一の斬られ役 福本清三

藤井誠二　沖縄アンダーグラウンド 売春街を生きた者たち
藤岡陽子　金の角持つ子どもたち
藤岡陽子　きのうのオレンジ
藤島大　北風 小説 早稲田大学ラグビー部
藤田宜永　はなかげ
藤野可織　パトロネ
藤本ひとみ　快楽の伏流
藤本ひとみ　離婚まで
藤本ひとみ　令嬢テレジアと華麗なる愛人たち
藤本ひとみ　ブルボンの封印（上）（下）
藤本ひとみ　ダ・ヴィンチの愛人
藤本ひとみ　マリー・アントワネットの恋人
藤本ひとみ　令嬢たちの世にも恐ろしい物語
藤本ひとみ　皇后ジョゼフィーヌの恋
藤原章生　絵はがきにされた少年
藤原新也　全東洋街道（上）（下）

集英社文庫　目録（日本文学）

集英社文庫

正しい医学知識がよくわかる
あなたを病気から守る10のルール

2024年10月25日　第１刷　　定価はカバーに表示してあります。

著　者　津川友介
発行者　樋口尚也
発行所　株式会社 集英社
東京都千代田区一ツ橋2-5-10　〒101-8050
電話　【編集部】03-3230-6095
【読者係】03-3230-6080
【販売部】03-3230-6393（書店専用）

印　刷　TOPPAN株式会社
製　本　TOPPAN株式会社

フォーマットデザイン　アリヤマデザインストア　　マークデザイン　居山浩二

ISBN978-4-08-744707-1 C0195

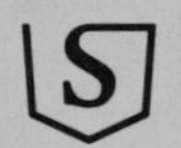